Essentials in Piezosurgery
Clinical Advantages in Dentistry

Tomaso Vercellotti

...to Margherita, Giuppy, Anna and Nicola.

This book is dedicated to all Surgeons
who deal with Piezoelectric Bone Surgery.

ピエゾサージェリーのすべて
歯科治療に生かす臨床ポイント

著　Tomaso Vercellotti
監訳　立川敬子、春日井昇平

クインテッセンス出版株式会社　2009

Tokyo, Milano, Berlin, Chicago, London, Paris, Barcelona, Istanbul, São Paulo, Moscow, Prague, Warsaw, New Delhi, Beijing, and Bukarest

© 2009 Quintessenza Edizioni
Via Ciro Menotti, 65-20017(Milano)
www.quintessenzaedizioni.it

All rights reserved. This book or any part of it cannot be reproduced, conserved in any storage system or divulged under any form or in any manner, electronically, mechanically, through photocopies or in any other way, without prior permission from the publisher.

まえがき

　口腔内の外科術式に用いる外科器具において、パラダイムシフトとなる稀有な革新がある。特に、治療部位に近接した軟組織、神経、血管の損傷を著しく減少させることにより侵襲を最小限とし、止血管理された明視野での骨切削を行う点で、ピエゾサージェリーは外科医にとって明白な利点を示す。同時に重要なこととして他の多くの従来の方法と比して静かであり、術後の腫脹や不快感を低減し患者の侵襲を小さくし、そしてそれによって最適な治癒期間が得られる可能性をもっている。

　本書では、従来の方法よりもすぐれた外科的および臨床的利点を示しながら、各外科術式をステップバイステップ方式で詳細に示していく。また、口腔内の複雑な外科手技を簡単にする切削特性を図表と写真を用いて示す。

　この書によって読者はさまざまな適用を思い描くことができ、患者の治療にすぐに実行できるサージカルガイドとして役立たせることができる。そして、これはインプラントを埋入するための局所の歯槽堤増大法に際して特に有用である。上顎洞底を挙上するための骨切りを施行する際、独自の利点が認められる。なぜなら、適切に用いられれば軟組織に達した際に止まるため、シュナイダー膜を傷つけることがないからである。その結果、骨再生を促進する材料を無事に包むことができる。薄い歯槽堤は、拡大し広げることによってインプラントを埋入するだけの十分な量が形成され、あるいは口腔内からの自家骨ブロックによって厚さを増大させることができる。

　ピエゾサージェリーによって臨床医は困難な抜歯を行い、審美領域の薄い唇側骨を保存することが可能になる。これらの手技はエレベーターを用いずに損傷を受けた歯根を抜歯したり、骨性癒着もしくは埋伏した歯を正確な方法で分割する際に有効である。

まえがき

　ピエゾサージェリーによって、歯周病専門医は患者にとって音が不快である従来のハンドピースや手用キュレットを用いずに、骨成形や削除、ルートプレーニングを施行することができる。そしてこの手技は、再生療法はもちろん歯冠延長術にも有益である。

　さらに驚くべき最新の術式として、コルチコトミーによる歯列矯正における歯の移動量の増加とインプラント窩の形成がある。近日出版される "The Piezoelectric Bone Surgery: A New Paradigm" では、このアトラスを超えるこれらの術式に関する知識を読者に提供する予定である。

Myron Nevins, DDS

序論

「ピエゾサージェリーのすべて」は歯科、インプラント、口腔外科領域におけるピエゾを用いた骨手術の臨床的有用性に関する見識を得るうえで必要なすべての要素を含んでいる。

それぞれの外科術式に関しては、従来の方法と比較した外科、術中および臨床上の利点を示しながら特有の術式を示している。

また、説明図や表、写真によって、高度で複雑な外科処置を簡便にすることができる骨切りの特性を示す。この特性が外科的リスクを軽減し、治癒を促進する。そしてその結果として治療効果を最大限とし、患者の不快感を最小限にすることができる。

従来の器具と比較して、ピエゾサージェリーを使用して臨床的利点を得られるものとしては抜歯や歯槽堤拡大術、上顎洞底挙上術、骨移植、歯冠延長術が挙げられる。

「ピエゾサージェリーのすべて」はまた、超音波によるインプラント窩形成と歯列矯正におけるマイクロサージェリーの新しい術式を世界で初めて紹介している。

また、本書ではTomaso VercellottiとGiuseppe Vercellottiの新しい骨の分類も提示している。これは定量的かつ定性的に手術部位を評価し、術中の精度を最大限にするものである。

「ピエゾサージェリーのすべて」においては、それぞれの術式の外科プロトコールを一連の写真で提示している。

ピエゾを用いた骨手術のコンセプトに関するさらなる深い知識を得たり、それぞれのテクニックのプロトコールをステップバイステップ方式で学習するためには、間もなく発行される拙著 "The Piezoelectric Bone Surgery: A New Paradigm"(Quintessence Publishing)を参照してほしい。「ピエゾサージェリーのすべて」はこの書の要約である。

Tomaso Vercellotti, MD, DDS

謝辞

　この本の執筆に関わっていただいたすべての方に感謝したい。

　また、次に示す非常に貴重な貢献をしていただいた方々に深く感謝したい。

- Anna Vercellotti：図と解剖学的および外科的描画、写真担当。
- Nicoletta Battilana：編集担当。
- Nicolò Cerisola：1の「1.2　技術的展望」のセクションの執筆担当。
- Sonia Locatelli：11の解剖学的および外科的描画担当。

目次

SECTION I　イントロダクション

1　ピエゾを用いた骨手術開発の歴史 ·· 13
　1.1　臨床的展望：骨切りテクニック　外科バーからピエゾサージェリーまで ·· 13
　1.2　技術的展望：超音波歯科スケーラーからピエゾサージェリーまで ········ 18

2　ピエゾサージェリーの器具の特徴 ·· 21
　2.1　本体 ·· 21
　2.2　ハンドピース ·· 23
　2.3　チップ ··· 23

SECTION II　科学技術と外科

3　臨床的特徴と外科プロトコール ·· 31
　3.1　ピエゾサージェリーの切削動作の臨床的特徴 ······································ 31
　3.2　それぞれの術式に対する外科プロトコール ·· 34

SECTION III　歯科におけるピエゾサージェリーの臨床的利点

4　抜歯 ·· 41
　4.1　解剖学的特徴および外科術式 ·· 41
　4.2　ピエゾサージェリーを用いた抜歯の外科プロトコール ························ 42

5　歯冠延長術 ·· 57
　5.1　従来の方法 ·· 57
　5.2　ピエゾサージェリーを用いた外科プロトコール ·································· 57

6　歯槽堤拡大術 ·· 67
　6.1　外科術式 ··· 67

7	**上顎洞底挙上術**	**75**
	7.1　外科術式	76
8	**骨移植**	**85**
	8.1　外科術式	85

SECTION IV　ピエゾサージェリーを用いた新しいコンセプトと新しい外科術式

9	**局所の手術部位の分析のための新たな骨分類**	**101**
	9.1　インプラントへの適用	101
	9.2　結論	103
10	**超音波によるインプラント窩形成の新いテクニック**	**105**
	10.1　外科プロトコール	105
	10.2　外科術式	106
11	**歯列矯正におけるマイクロサージェリー：新しいコルチコトミーテクニック**	**119**
	11.1　新しい外科誘導型の歯の移動	119
	11.2　外科術式	120
	11.3　歯列矯正におけるマイクロサージェリーでピエゾサージェリーを用いることの臨床的利点	120

参考文献 …… 127

SECTION I

イントロダクション

INTRODUCTION

ピエゾを用いた骨手術開発の歴史

1.1 臨床的展望：骨切りテクニック 外科バーからピエゾサージェリーまで

最初の臨床的アイデア

1997年にTomaso Vercellottiが骨性癒着を起こした上顎犬歯歯根の周囲骨の除去を行うのに、外科用メス刃のような尖った器具を超音波切削器具に応用することを最初に考案した。これは抜歯即時インプラント埋入症例においてきわめて有効であった。この結果をうけて、超音波を用いた骨切削の臨床試験が始まった。

超音波骨外科の略史

文献レビューによると、1960年～1981年の間、磁歪素子による超音波機器を含めたさまざまな機器を使用した骨切削の実験的研究が5例報告されている[2, 21, 22, 30, 31]。これらの研究結果はネガティブなものであった。すなわち、従来の機器と比較し、治癒期間は長く、外科的効率は悪く、骨手術としては満足のいかないものであった。1998年、Torrellaら[1]は超音波切削器具を用いた上顎洞底挙上時の開窓テクニックを発表している[60]。

Tomaso Vercellottiは上顎洞底挙上術へも上記テクニックの応用を試み、その利点を理解し、また抜歯において通常の超音波機器の限られた出力では薄く、尖ったチップでしか骨手術ができないという欠点に注目した。上顎洞粘膜を傷つけるリスクが高く、特に骨切削によりできた骨窓は非常に薄いため、手動の器具を使用して挙上するのはリスクが伴った。現に、この限られた出力では、特に1mmより厚い骨壁を切削

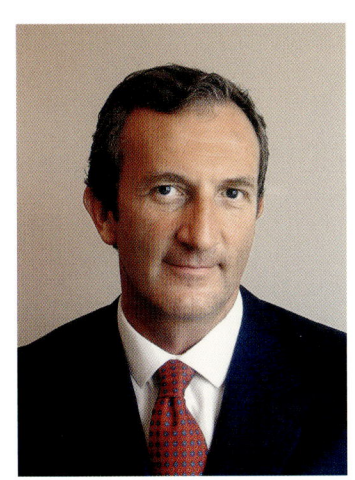

図1-1 ピエゾサージェリーを考案し、開発したTomaso Vercellotti。

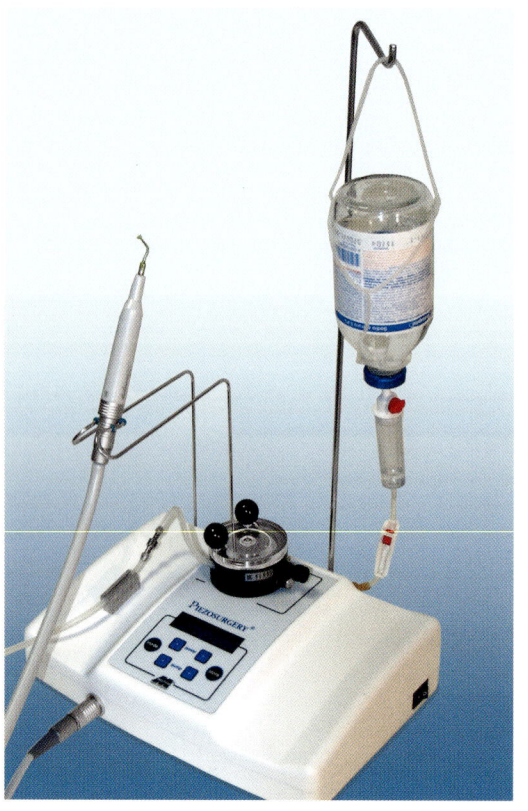

図1-2 1999-Piezosurgery Dental 1：イタリア、CarascoのMectron S.p.A社製世界初の超音波骨切削装置。

するのは難しい。実際、厚い骨壁を切削しようと試みるも、いずれも骨自体の過熱という結果に終わっている。

Mectron-Piezosurgery®機器の技術開発

通常のピエゾ電流を用いた超音波外科器具の欠点を克服するため、Tomaso Vercellottiは理想的な骨切削を実現するための超音波技術を開発すべく、2名のエンジニアであるDomenico VercellottiとFernando Bianchettiとともに、研究プロジェクトを始動した。動物実験の段階で製作した最初の試作品をPiezosurgery®と呼んだ。切削機器の出力を上げても性能はほとんど変わらず、骨の過熱を起こしてしまうことがわかった。この問題は振動数の過変調により解決された（US Patent 6,695,847 B2 Mectron Medical Technology）。これにより、皮質骨と海綿骨両方の切削に最大級の効果が得られた。

ピエゾを用いた骨手術の誕生

Tomaso Vercellottiは獣医整形外科分野の広範囲な科学研究を行った。この研究により、超音波切削の特性を決定でき、また創傷治癒の良好な結果を初めて彼にもたらした[67]。

Vercellottiはすべての骨手術にこの新しい技術が臨床的意義をもつことを理解した。そこで彼は整形外科医、神経外科医、顎顔面外科医、そして、耳鼻咽喉外科医らと研究グループを立ち上げた。さらに、動物実験に基づいて、筆者は口腔外科、歯周病学、顎顔面外科の新しい外科プロトコールの開発と2つの外科テクニックの考案という臨床開発段階に入った（Ultrasonic

Piezoelectric Surgery in Implantology: A Case Report—A New Piezoelectric Ridge Expansion Technique

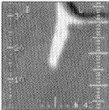

Tomaso Vercellotti, MD, DDS*

The purpose of this preliminary article is to present a new surgical technique that, thanks to the use of modulated-frequency piezoelectric energy scalpels, permits the expansion of the ridge and the placement of implants in single-stage surgery in positions that were not previously possible with any other method. The technique involves the separation of the vestibular osseous flap from the palatal flap and the immediate positioning of the implant between the 2 cortical walls. The case report illustrates the ridge expansion and positioning of implants step by step in bone of quality 1 to 2 with only 2 to 3 mm of thickness that is maintained for its entire height. To obtain rapid healing, the expansion space that was created for the positioning of the implant was filled, following the concepts of tissue engineering, with bioactive glass synthetic bone graft material as an osteoconductive factor and autogenous platelet-rich plasma as an osteoinductive factor. The site was covered with a platelet-rich plasma membrane. A careful evaluation of the site when reopened after 3 months revealed that the ridge was mineralized and stabilized at a thickness of 5 mm and the implants were osseointegrated. (Int J Periodontics Restorative Dent 2000;20:359–365.)

*Private Practice, Genova and Merano, Italy.

Reprint requests: Dr Tomaso Vercellotti, Via XII Ottobre 2/111, 16121 Genova, Italy.

The presence of a thin edentulous ridge in the maxilla represents a clinical situation in which the positioning of endosseous implants can be complex, and at times impossible, in a single surgical operation. In fact, the minimum thickness of the implant site for the standard method, that is, with preparation of the implant site using burs, is at least 6 mm to permit the positioning of a 3.75-mm implant and the maintenance of a buccal and palatal wall of at least 1 mm.[1–4]

When the thickness of the ridge is reduced to about 4 mm in the most coronal position and the volume increases in the apical direction, preparation of the implant site with burs produces a dehiscence that is generally vestibular and leads to the exposure of several millimeters of the thread of the implant. This dehiscence has to be considered a defect to be treated with additional therapy,[5–8] such as bone grafting and/or guided bone regeneration. This factor reduces the predictability of the treatment because of eventual membrane collapse, exposure, and infection, with incomplete reformation of the bone.[9] When atrophy is

図1-3　ピエゾサージェリーを歯槽堤拡大術に用いた世界初の論文。

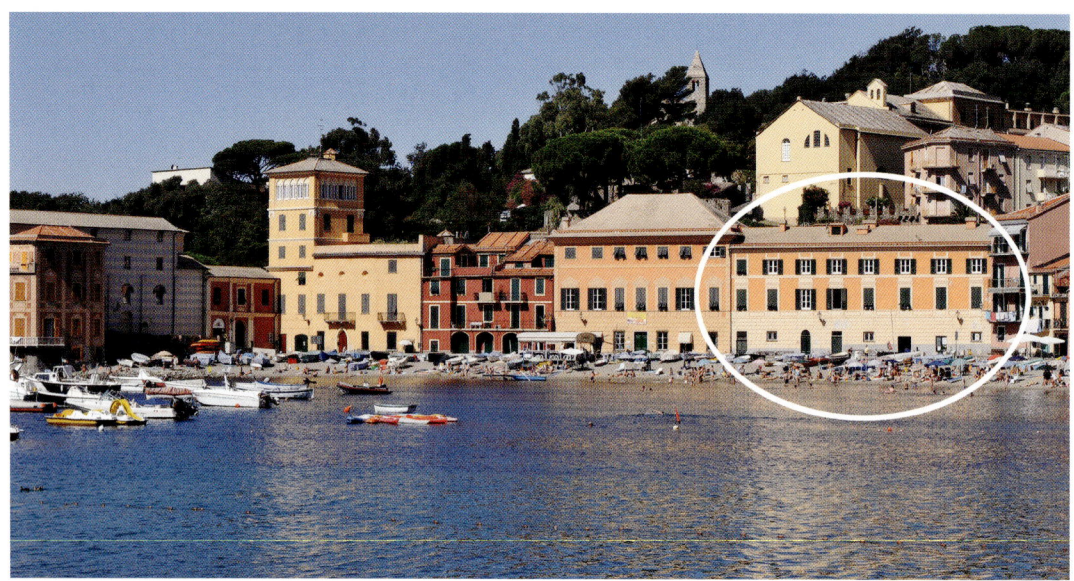

図1-4 Piezosurgery Academy Institute（Baia del Silenzio、Sestri Levante、イタリア）。職業訓練コースや卒後研修コースを行っている。

Implant Site Preparation and Orthodontic Microsurgery—New-Surgically-Guided Dental Movement）。筆者は、臨床的、組織学的に重要な特徴をもった骨研究分野が生まれてきていると気づいた。1999年に従来の不十分な超音波骨切削と区別するため、筆者はこれを「Piezoelectric Bone Surgery（ピエゾを用いた骨手術）」と名づけた。

　2000年、筆者は最初のピエゾを用いた骨手術の紹介を*The International Journal of Periodontics & Restorative Dentistry*で行った。これは歯槽堤拡大術の臨床報告であり、歯槽堤が非常に薄く石灰化したもので、従来の外科器具では不可能な骨切り症例であった[64, 65]。

ピエゾを用いた骨手術の理念

　ピエゾを用いた骨手術の開発と、Mectron-Piezosurgery®の開発につながった全臨床科学研究プログラムの背景にある理念は、骨のマイクロサージェリーの2つの基本的なコンセプトに基づいている。第一は最小限の侵襲で行う外科処置である。これは治癒を促進し、患者の不快感を軽減する。術後疼痛と腫脹の量は従来のものよりはるかに少ない。

　第二は外科の予知性である。これは治療成績を向上させる。実際、器具操作がしやすいことに加え、術中出血の減少、高い切削精度と良好な組織治癒により、解剖学的にきわめて複雑な症例ですら、最良の外科治療結果を得ることができる[6, 27, 50, 68-70]。

科学的検証と普及

同時期に、ピエゾを用いた骨手術の有用性と限界を科学界に発表するために、筆者はイタリア、ヨーロッパや北米のいくつかの大学で研究とトレーニングを集中して行った。ここで外科プロトコールの考案と微調整を行った。ピエゾを用いた骨手術の各外科プロトコールの科学研究と臨床開発は、当初からMectron-Piezosurgery®独自の技術を用いて行うことができた[7, 13, 18, 47, 48, 55, 61, 71, 72, 75]。

この初期の科学的、技術的、教育的な取組みは、直接または間接的に、歯科や顎顔面外科におけるピエゾを用いた骨手術のさまざまな側面と適応例を扱う国際的な雑誌および専門誌に70以上発表された[4, 5, 9, 10, 14-16, 19, 20, 24, 25, 42, 43, 49, 57, 62]。

インプラント窩の形成と歯列矯正におけるマイクロサージェリーの新しいテクニックは、筆者によって開発されたもっとも革新的な方法の1つである[77]。

本書は、ピエゾを用いた骨手術の適用と臨床的有用性を簡潔に紹介する。今後、この新しい外科術式に関連したすべての問題を完全かつ綿密に研究した"The Piezoelectric Bone Surgery: A New Paradigm"(Tomaso Vercellotti, MD, DDS著, Quintessence Publishing)と題した書籍が出版される予定である。

ピエゾを用いた骨手術の習得

技術的観点から、Mectron-Piezosurgery®で行う骨切りはマイクロモーターを動力源とする切削とは大きく異なる。骨カッターでは、骨表面に接触させて大きな振動による切削動作を利用するためにハンドピースにかなり圧をかける必要がある。これとは対照的に、超音波微小振動を使用したときに得られる切削はハンドピースへの圧をあまり必要としない。これは動くスピードとかけられた圧力の比率を正確にコントロールすることにより外科的にコントロールを増大させる方法である。

2005年に、技術習得のためのトレーニングの必要性が高まっていることをうけ、Piezosurgery Academy for Advanced Surgical Study(高度な外科研究のためのピエゾサージェリー学会)が設立された(www.piezosurgeryacademy.com)。この学会の目的は術者にピエゾサージェリーという新しい分野を基礎から高度なテクニックまで紹介することである。特に、すべての骨切りや骨成形テクニックに関して、安全に手術を行うための指導を行っている。

1.2 技術的展望：超音波歯科スケーラーからピエゾサージェリーまで

低周波超音波の技術的開発：スケーリングから骨切削まで

1950年代より超音波振動子(20,000Hz以上の耳に聞こえない領域)の開発が始まり、産業、非産業両方の各分野でこの「新しい」エネルギー変換形態が重大な応用機会をもつとみなされ、関心が高まった。

多くの分野のなかで、医療分野は長年にわたり、このテクノロジーの開発によって多大な恩恵を受けていることは疑う余地がない。たとえば、ここ20年において、歯科スケーリングの分野は革新が続いており、キュレットの手用から洗練された電気機械振動子の使用へと変化している。

これらの超音波装置の基本的技術は特定の材料が本来もっている能力である圧電現象を利用している。超音波は石英またはピエゾセラミックディスクの機械的変形を利用することによって人工的に発生する。

電圧をかけると石英の表面は変化し、その結果結晶の収縮が生じる。電圧の方向を逆転させると伸展する。石英(あるいはピエゾセラミックディスク)を交流電場におくと、結晶の収縮と伸展を交互に生じることが可能となり、このようにして連続的な振動が生じる。これをシステム(振動子)を通して行えば、歯石除去のような繊細な機械操作に使用することができる微小振動が発生する。

初期に超音波振動発生について調査していた他の分野は、磁歪現象との関連がみられる。これは素材の構造中の非常にわずかな変形の決定的原因であり、交流磁場を利用する。しかしながら、長年にわたり、ピエゾエ振動子がより高い効率性のため推奨されてきた。その主な理由は、磁歪振動子は電気から磁気へ、それから磁気から力学的エネルギーへの二重のエネルギー変換を必要とするためである。

1980年代初期、Mectron Medical Technology社は高速ハンドピースを備えた超音波歯科スケーリング装置の開発に着手し、材料とデザインの大規模な研究を経て、これを達成した。当初、振動子はチタンで構成され、力学的ポテンシャルを十分に発揮していた。

超音波発生システムの安定性は、ある程度の信頼性と過去には知られていなかった機械的抵抗を保証している。広範囲の振動と、ハンドピースに与えられる電気エネルギーと振動としての力学的エネルギー間を高比率にさせるために不可欠なすぐれた熱散逸を可能にした。

Mectron-Piezosurgery®装置

スケーリング分野での技術的ノウハウから始まり、Mectron社はのちに骨手術のための新しい超音波器具を開発した。1990年代終わりにTomaso Vercellottiのアイデアにより最初のピエゾサージェリーが生産され、Mectron-Piezosurgery®と呼ばれた。

Vercellottiとの緊密な協力により革新的な外科チップの開発、生産と販売に至り、臨床での需要に応じ高い効率を達成するためにそれぞれ研究、最適化が行われた。この段階で、力学的勾配に関してチップの最大性能は追求されなかった。しかし、特定の用途に供するため、正確な振動範囲および方向を得るよう各チップの性能は高いレベルにまで引き上げられた。

デザインの段階において、計画立案と試作品を開発する時間を省く手助けをするFEA(有限要素解析)のような洗練されたソフトウェア分析を導入し、共鳴システムの高最適化を可能にするまで、長年にわたり研究開発が行われた。

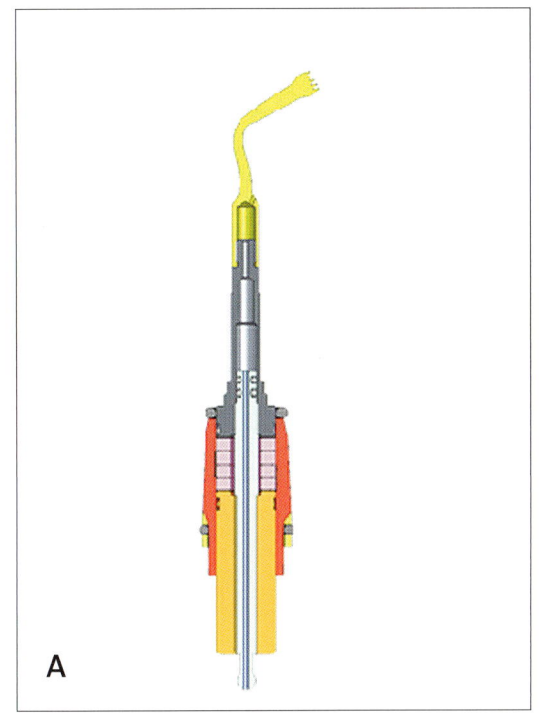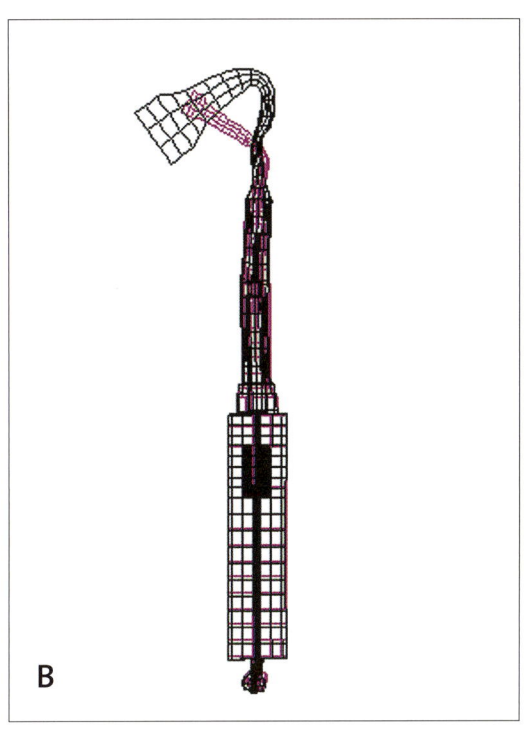

図1-5 振動子にOT7チップが装着された状態をCADで描記したもの(A)、力学的な作用をFEA分析したもの(B)。

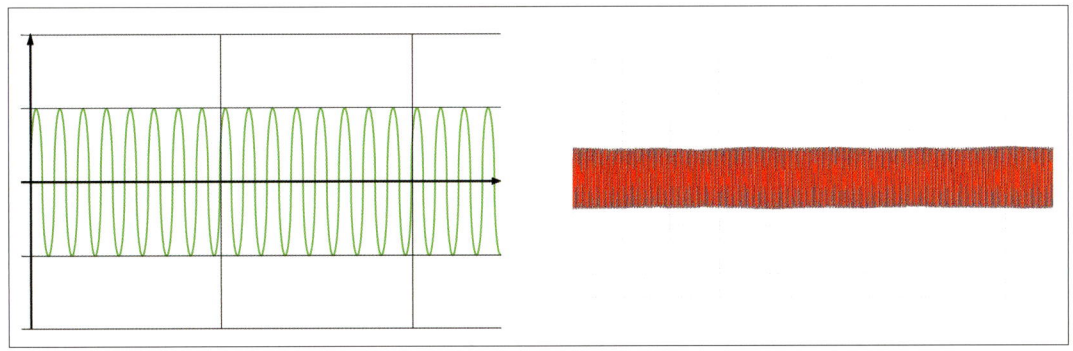

図1-6 スケーリング装置を作用した際には典型的な波形を示す。

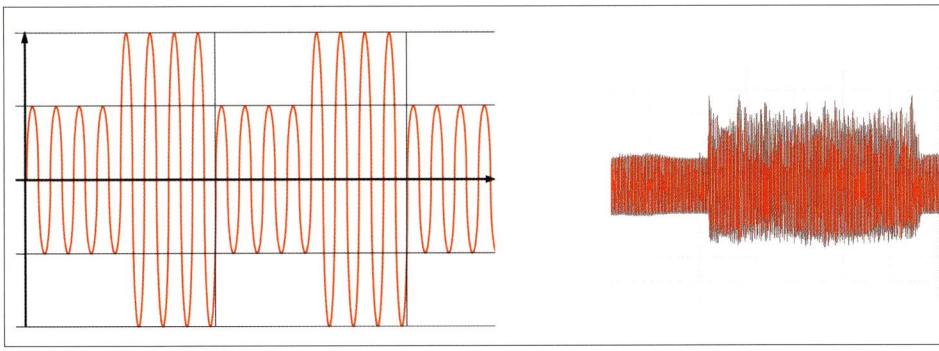

図1-7 Mectron-Piezosurgery®を作用した際の波形。過変調が認められる。

振動子はすでに並はずれた特性をもつが、さらにこれを調整し、チップ自体の全面的な革新を行い、この2つを完全に調和させるための厳密な研究により、Mectron社は最高の機械効率と臨床効果を備えた超音波装置の開発に至った。

Mectron-Piezosurgery®装置で際立っているのは、その独特な電気的テクノロジーである。装置によって行える切削、骨の切除およびドリリングは、機械効率と電気的制御／操作の完全なバランスが生み出したものである。Mectron社は超音波機械振動に独特の性質を与えた低周波過変調をデザインした（US Patent 6,695,847 B2）。チップの標準的な共振周波数は、Mectron社の場合24,000〜29,500Hzの範囲で、処置する硬組織の種類によって10〜60Hzの間の周波数範囲をもった強制振動が生じる。このチップの動きは、同方向だが異なる周波数の2つの振動から成り、低出力レベルで骨を切削するための最適なエネルギーレベルを備えた振動をもたらしている。骨削片がかなり減るため、チップと物体に生じる熱は最小限である。

Piezosurgery®の「電子知能」は電力の発生を制御する統一されたフィードバックシステムによるものであり、また不必要な電気的、機械的ストレスを防ぎ、即座にユーザーのニーズに応えることもできる。ユーザーが操作上の問題に出くわしたとき、この装置はよどみない流れで、ユーザーにとって最高の効果に影響なく振動力を増加させる。機械的振動の独特な性質と特性を考慮したPiezosurgery®の性質を高めることで、骨にかかる圧を最小限にできた。

ピエゾサージェリーの器具の特徴

筆者がMectron社と共同開発したMectron-Piezosurgery®は骨切りに特化した初めての超音波装置である。

Piezosurgery®ユニットは、ペダル操作式の本体、ハンドピース、そして外科用途に応じた数多くのチップで構成されている。

2.1 本体

本体にはディスプレイ、タッチパッド、蠕動ポンプ、ハンドピース用スタンド、洗浄・潅流液パック用スタンドが付属している。

4つのインタラクティブタッチパッドにより、使用モード、レベル、冷却水の水量が調節可能である。各コマンドはディスプレイに表示される。

BONEモードと、ROOTモードの2つの主要なオペレーティングモードがある。

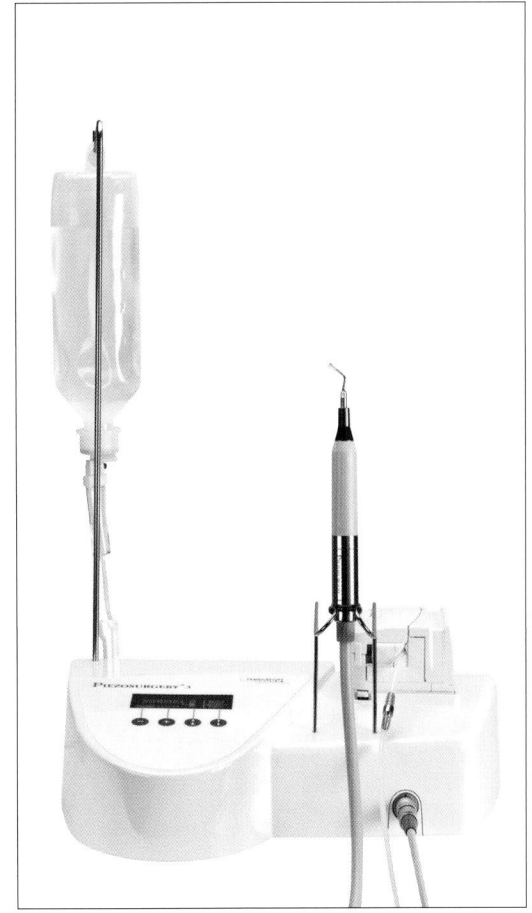

図2-1　Mectron-Piezosurgery® Dental 3。

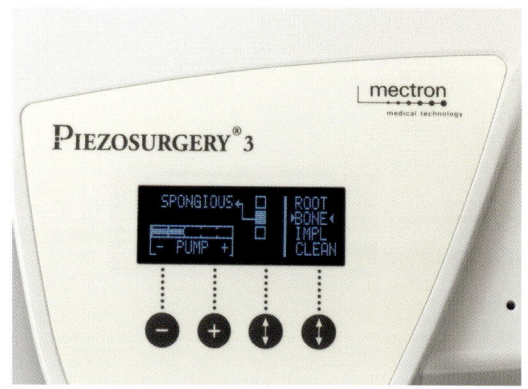

図2-2　ディスプレイはBONEモードを示しており、これは骨によって選択する。

ROOTモード

ROOTモードで発生する振動は以下のような特徴を有する。

―過変調のない平均化された超音波出力

―2種類のプログラム

- ENDOレベル：弱い電圧をかけ、チップに数μmの振動を発生させた低出力レベル。この機械的な微小振動は、外科的歯内療法において、根尖部根管の洗浄に適している。
- PERIOレベル：ENDOレベルとBONEモードの中間レベルの出力。超音波は振動子を通して、チップで使用される共鳴振動と同じ周波数の連続正弦波として伝達される。

BONEモード

BONEモードで発生する振動は以下のような特徴を有する。

―ROOTモードに比べ非常に高い超音波出力

そのパフォーマンスは、いくつかの精巧なソフトウェアとハードウェアの制御下でモニターできる。

―過変調

さまざまな骨を切るためにユニークな性質を超音波の機械的振動にもたらす（US Patent 6,695,847 B2）。筆者が推奨する出力レベルは次のとおりである。

- Quality 1：皮質骨または高密度の海綿骨切削用
- Quality 3：低密度の海綿骨切削用

―SPECIALレベル

BONEモードよりわずかに低い標準出力レベルでデザインされている。また、同じ過変調振動という特徴を有する。SPECIALレベルは特に細くデリケートな少数のチップ専用である。デリケートなチップはMectron-Piezosurgery®を使用した経験があり、とても細く効果的な切削を求める術者にのみ推奨される。

すべての出力モードには、使用電圧を常時制御する統合化フィードバックシステムが用いられている。これにより、手術の効率を低下させるハードウェアの過熱を防ぐ。

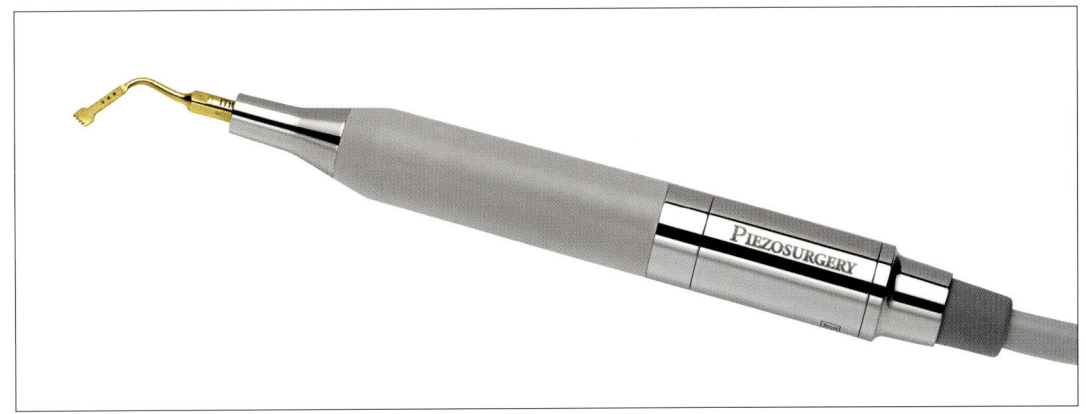

図2-3 Mectron - Piezosurgery®のハンドピース。

2.2 ハンドピース

切削動作は内蔵されている圧電セラミックにより発生する超音波に基づく。

これらのセラミックプレートは外部発生器で生じさせた電界を受け、伸縮して超音波振動を発生させる。

これらは増幅器を介してハンドピースの先端に伝わる。チップは、専用の特別なレンチで締める。

このように、チップの切削と維持においてもっとも高い効率が得られる。

2.3 チップ

ピエゾを用いた骨手術で使用するすべてのチップのデザインと特徴は、Mectron Medical Technology社と共同で筆者が考案・開発した。

まず、各外科術式における特定の臨床ニーズを満たすためにそれぞれ専用のチップを開発した。

その後、すべてのプロトタイプを繰り返しテストして研究し、切削特性、効果と耐久性の向上を図った。

開発したチップは、組織学的結果を評価するため動物での実験的な外科研究と、操作手順を決定するため臨床研究に使用された。

チップは形態-機能的、臨床的要素を考慮に入れた2つの分類システムによって規定・体系化されている。そして、このシステムは、各チップの切削特性と臨床上の手順を理解する助けとなる。

形態-機能的分類

機能的な分類では切削特性を、形態学的な分類ではチップの構造的特性を定義する:
- シャープ—切削用
- ダイヤモンドコーティング—研削用
- 丸形—研磨用

臨床的分類

臨床的分類は、骨切り、骨成形、抜歯といった基本的な外科術式によってチップ(シャープ、研削、研磨)を分類する。

- 骨切り(OT)
  OT1-OT2-OT3-OT4-OT5-OT6-OT7-OT7S4-OT7S3-OT8R/L

- 骨成形(OP)
  OP1-OP2-OP3-OP4-OP5-OP6-OP7

- 抜歯(EX)
  EX1-EX2-EX3

- インプラント窩形成(IM)
  IM1(OP5)-IM2A-IM2P-OT4-IM3A-IM3P

　基本的な骨切り、骨成形と抜歯テクニックのためのチップはそれぞれを組み合わせて使用したり、各テクニックの特定の処置専用のチップと併用する。

- 歯周外科手術
  PS2-OP5-OP3-OP3A-PP1

- 外科的歯内療法
  OP3-PS2-EN1-EN2-OP7

- 上顎洞底挙上術
  OP3-OT1(OP5)-EL1-EL2-EL3

- 歯槽堤拡大術
  OT7-OT7S4-OP5(IM1)-IM2-OT4-IM3

- 骨移植
  OT7-OT7S4-OP1-OP5

- 歯列矯正におけるマイクロサージェリー
  OT7S4-OT7S3

　以下の図では、最初のプロトタイプが会社で開発された日付と、各チップの最終型が製造された日付を示す。

2.3 チップ　25

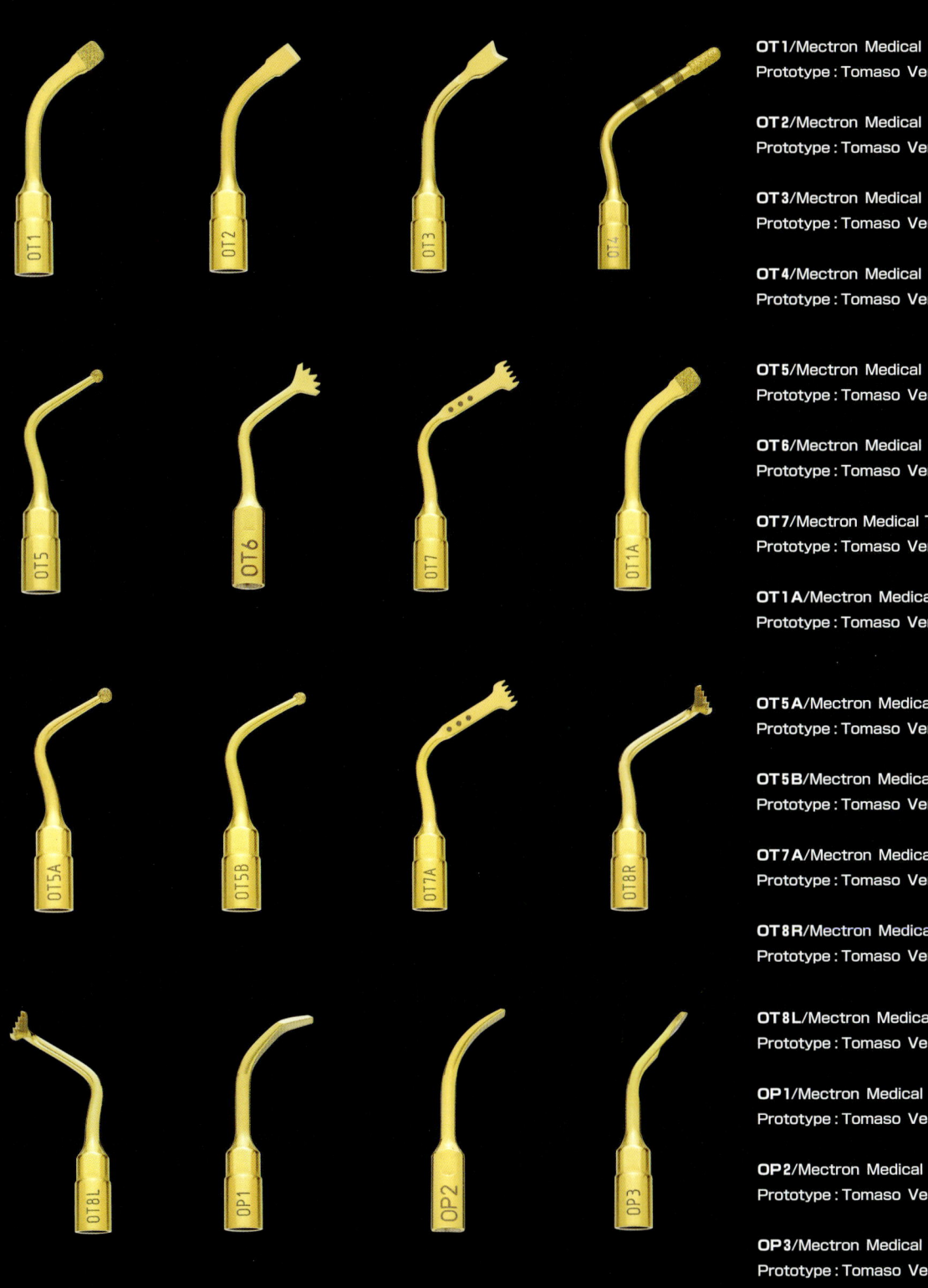

OT1/Mectron Medical Technology, August 27, 2001
Prototype: Tomaso Vercellotti MD, DDS1999

OT2/Mectron Medical Technology, July 27, 2001
Prototype: Tomaso Vercellotti MD, DDS, 1999

OT3/Mectron Medical Technology, July 27, 2001
Prototype: Tomaso Vercellotti MD, DDS, 1999

OT4/Mectron Medical Technology, May 17, 2002
Prototype: Tomaso Vercellotti MD, DDS, 1999

OT5/Mectron Medical Technology, March 7, 2002
Prototype: Tomaso Vercellotti MD, DDS, 2000

OT6/Mectron Medical Technology, June 24, 2002
Prototype: Tomaso Vercellotti MD, DDS, 1999

OT7/Mectron Medical Technology, September 19, 2003
Prototype: Tomaso Vercellotti MD, DDS, 2000

OT1A/Mectron Medical Technology, May 6, 2003
Prototype: Tomaso Vercellotti MD, DDS, 2001

OT5A/Mectron Medical Technology, January 21, 2004
Prototype: Tomaso Vercellotti MD, DDS,2001

OT5B/Mectron Medical Technology, October 30, 2003
Prototype: Tomaso Vercellotti MD, DDS, 2002

OT7A/Mectron Medical Technology, January 23, 2004
Prototype: Tomaso Vercellotti MD, DDS, 2001

OT8R/Mectron Medical Technology, July 19, 2005
Prototype: Tomaso Vercellotti MD, DDS, 2002

OT8L/Mectron Medical Technology, July 19, 2005
Prototype: Tomaso Vercellotti MD, DDS, 2002

OP1/Mectron Medical Technology, July 27, 2001
Prototype: Tomaso Vercellotti MD, DDS, 1999

OP2/Mectron Medical Technology, July 27, 2001
Prototype: Tomaso Vercellotti MD, DDS, 1999

OP3/Mectron Medical Technology, November 15, 2001
Prototype: Tomaso Vercellotti MD, DDS, 1999

2 ピエゾサージェリーの器具の特徴

OP4/Mectron Medical Technology, July 27, 2002
Prototype : Tomaso Vercellotti MD, DDS, 2000

OP5/Mectron Medical Technology, July 1, 2002
Prototype : Tomaso Vercellotti MD, DDS, 2000

OP6/Mectron Medical Technology, June 25, 2002
Prototype : Tomaso Vercellotti MD, DDS, 1999

OP7/Mectron Medical Technology, May 23, 2002
Prototype : Tomaso Vercellotti MD, DDS, 2000

OP6A/Mectron Medical Technology, June 27, 2002
Prototype : Tomaso Vercellotti MD, DDS, 2001

OP3A/Mectron Medical Technology, June 3, 2003
Prototype : Tomaso Vercellotti MD, DDS, 2001

EX1/Mectron Medical Technology, November 15, 2001
Prototype : Tomaso Vercellotti MD, DDS, 1999

EX2/Mectron Medical Technology, November 15, 2001
Prototype : Tomaso Vercellotti MD, DDS, 1999

EX3/Mectron Medical Technology, November 11, 2005
Prototype : Tomaso Vercellotti MD, DDS, 2002

EL1/Mectron Medical Technology, July 23, 2001
Prototype : Tomaso Vercellotti MD, DDS, 1999

EL2/Mectron Medical Technology, July 23, 2001
Prototype : Tomaso Vercellotti MD, DDS, 1999

EL3/Mectron Medical Technology, July 23, 2001
Prototype : Tomaso Vercellotti MD, DDS, 1999

PP1/Mectron Medical Technology, November 8, 2001
Prototype : Tomaso Vercellotti MD, DDS, 1999

PS1/Mectron Medical Technology, November 8, 2001
Prototype : Tomaso Vercellotti MD, DDS, 1999

PS2/Mectron Medical Technology, May 23, 2002
Prototype : Tomaso Vercellotti MD, DDS, 2000

PS6/Mectron Medical Technology, June 26, 2002
Prototype : Mectron, 1999

2.3 チップ　27

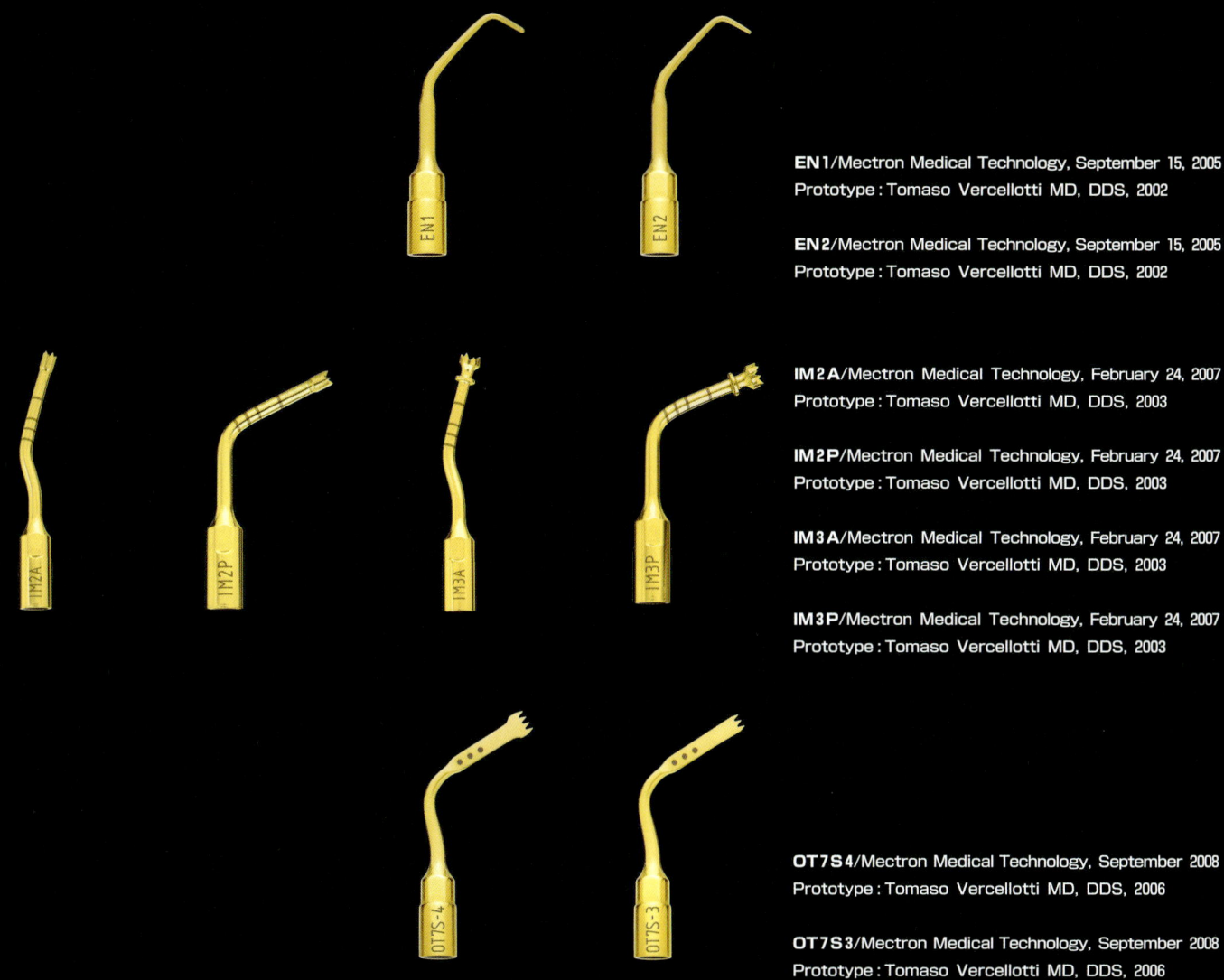

EN1/Mectron Medical Technology, September 15, 2005
Prototype : Tomaso Vercellotti MD, DDS, 2002

EN2/Mectron Medical Technology, September 15, 2005
Prototype : Tomaso Vercellotti MD, DDS, 2002

IM2A/Mectron Medical Technology, February 24, 2007
Prototype : Tomaso Vercellotti MD, DDS, 2003

IM2P/Mectron Medical Technology, February 24, 2007
Prototype : Tomaso Vercellotti MD, DDS, 2003

IM3A/Mectron Medical Technology, February 24, 2007
Prototype : Tomaso Vercellotti MD, DDS, 2003

IM3P/Mectron Medical Technology, February 24, 2007
Prototype : Tomaso Vercellotti MD, DDS, 2003

OT7S4/Mectron Medical Technology, September 2008
Prototype : Tomaso Vercellotti MD, DDS, 2006

OT7S3/Mectron Medical Technology, September 2008
Prototype : Tomaso Vercellotti MD, DDS, 2006

注：シルバー色のチップはBONEモードで使用できない。

SECTION II

科学技術と外科

TECHNOLOGY AND SURGERY

臨床的特徴と外科プロトコール

3.1 ピエゾサージェリーの切削動作の臨床的特徴

正確な切削動作

切削の精確性は、20〜80μmの線形の微小振動によるものである。この微小振動は、正確な切削を可能にし、その切削範囲は術者によりコントロールできる。振動数は1秒間に30,000回であり、微視的な範囲の線形の振動にもかかわらず、肉眼で見てもわかるようにその切削能力はたいへんすぐれている。

選択的切削動作

軟組織より硬組織を効果的に切削するこの物理的特性は、超音波の周波数が低いことと、チップが鋭いことによるものである。上顎洞粘膜や下歯槽神経に近接したデリケートな軟組織では、従来のチップではなく、切削は遅くなるが安全なダイヤモンドコートのチップによる切削が推奨される。実際に、誤って軟組織に触れてしまった際の鈍なチップによる影響はヒートストップのみですむ。

このように、選択的切削は臨床的に重要な特徴で、上顎洞底や神経に近接した状況では非常に有用である。

上顎洞底と下歯槽神経近辺という2つの解剖学的状況における、選択的切削の有効性を以下にいくつか述べる。

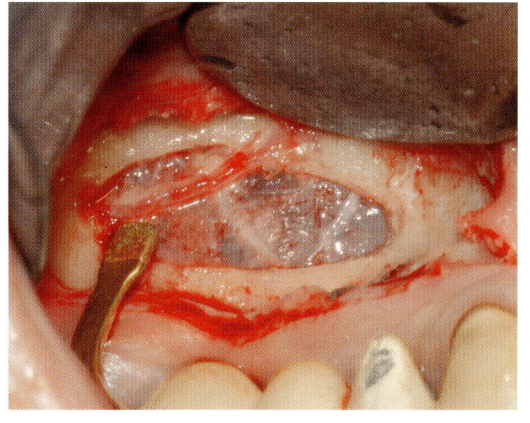

図3-1 上顎洞底手術時の、選択的切削の例：Piezosurgery®のチップは骨切削時に軟組織を保護する。開窓骨除去後のシュナイダー膜および血管構造は無傷である。

・上顎洞粘膜の保存

　文献によれば、上顎洞の手術の際、バーを用いた上顎洞側壁の骨切り時にシュナイダー膜を穿孔する確率は、術者によるが、14％〜56％とされている[8, 18, 59, 80]。

　Mectron-Piezosurgery®を使用すると、穿孔の確率は平均の学習曲線上で約7％まで減少する。

　ニューヨーク大学より発表された最近の論文において、同じ術者が粘膜を穿孔する確率は、バーを用いて行った際30％であるのに対して、Mectron-Piezosurgery®を用いた場合7％まで減少することが証明されている[81]。

　これらの結果は、骨切りを安全かつ短時間で行うことができるような厳密な外科プロトコールで得られるものである。

　ピエゾを用いて、概してバーと同等に粘膜を穿孔する危険が増すような外科プロトコールは報告されていない[3]。

・神経の保存

　Mectron-Piezosurgery®を使用した際の偶発的な接触による末梢神経の損傷を調査した動物実験の結果では、5秒間にわたる接触により永続的な損傷を引き起こした動物はわずか10％であった[46]。骨バーを神経に接触させた場合は、たった1秒で全面的かつ永続的な損傷を与えることを覚えておくべきである。

　顎矯正手術の臨床的研究の結果では、骨バーを使用した場合と比較して術後の神経損傷のリスクは著しく低下し、その結果は比較にならないほどであることが証明された[13, 41, 45]。

　筆者はいかなる症例においても解剖学的にデリケートな部位の骨切りは注意深く行うことを推奨している。この種の手術には高い技術を必要とし、十分な訓練を積んだ熟達した者しか行ってはならない。

術中の外科的コントロール

　骨手術において切削器具の外科的コントロールは満足な結果を得るためにきわめて重要である。

　骨バーは切削するために2〜3kgの圧を必要とする。これは手術の繊細性を低下させ、特に血管や神経に近接した解剖学的にデリケートな部位において、石灰化した骨に対する外科的コントロールは困難になる。事実、バーの切削動作はバーにより引き起こされる大きな振動によるものである。

　これに対して、Mectron-Piezosurgery®の微小振動による切削には500gの圧しか必要としない。操作に要する圧と切削時に生じる微小振動が減少する。その結果、外科的コントロールが向上して解剖学的リスクは低下する。

　Mectron-Piezosurgery®の切削の正確性ならびに術中のコントロールが、短時間での成功をもたらす。

チップの効力

ピエゾを用いた骨手術に用いるすべてのチップは、Mectron社がTomaso Vercellottiと協力して開発したもので、それぞれの需要に対して最適なものにするために、動物実験から臨床的な試験まで行った。

かつては骨手術において知られていなかったこれらの新しいチップにより、過去の臨床例[53]でみられる多くの外科術式を簡便かつ安全に行うことができるようになった。

骨の治癒反応に関してバーと主なチップを比較した研究を行った。その結果、チップのほうがとても速い治癒を得ることとなった[78]。

出血のない術野

Mectron-Piezosurgery®を使用した骨手術は、切削時に出血がないため術中の視野がとても明瞭であるという特徴がある。

これは超音波振動するチップに触れた冷却用生理食塩水のキャビテーション効果によるものである。この現象は冷却液内に蒸気泡が発生することによって起こる。泡は破裂し衝撃波を生じる。

臨床的観点からは、キャビテーションにより切削中の毛細血管からの出血が止まっている[70]。

切削終了後、すぐに血流は再開する。

止血は多くの解剖学的状況において臨床的に大きな利点があり、特に抜歯時の破折した歯根尖除去に有効である。

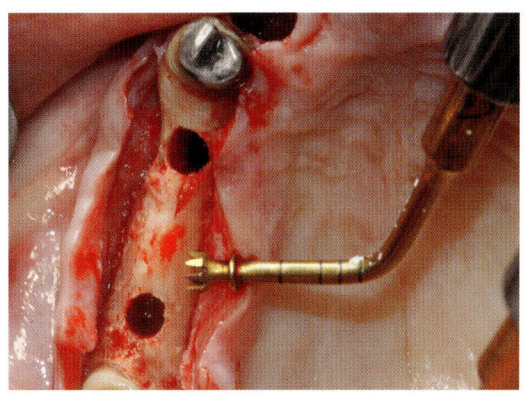

図3-2 すぐれた術中視野の例。冷却液(滅菌生理食塩水)のキャビテーション効果によりインプラント窩形成中に出血はない。

骨切りの動作は一般的に時間がかからず、一時的に出血がない状態でも組織の治癒には何ら影響しない。骨表面の過度の洗浄を避け、もし必要であれば、骨切りを一時中断することが推奨される。

良好な骨の反応

Mectron-Piezosurgery®を使用して骨切りを施した部位における骨治癒に関する組織学的、生体分子的研究は、すべて、骨バーを使用した場合に比べはるかに多くの利点があることを証明した[56, 64, 74, 78]。

特に、顕微鏡下での検査によれば骨バー独特の薄板状の破壊、過熱による着色がなく、骨表面に生きた骨細胞の存在が確認された。

SEMによる研究では、骨バーを使用した際凹凸のある骨表面が、ボーンソーを使用した際には骨削片に覆われた骨表面が観察され、Mectron-Piezosurgery®を使用した場合は粗面の、完全にきれいな、即座にフィブリンに覆われた骨表面が観察された[79]。

組織形態計測研究では、インプラント窩形成時にツイストドリルの代わりにMectron-Piezosurgery®を使用した場合、より炎症性細胞が少ないことが証明された。

そのうえ、破骨細胞の密度もとても高く、骨再生にかかる時間は半分になった。

生体分子的研究の結果では、Mectron-Piezosurgery®の使用によりMP4とTGFβ-2の濃度に関しても着目すべき差があった。特にMP4とTGFβ-2の値は治癒の初期段階においてスパイラルバーを使用した場合の18.5〜19倍の値を示した。

結論として、研究により、なぜ従来の器具を使用した場合と比べてMectron-Piezosurgery®を使用したほうが臨床上より良い治癒が得られるかの答えが明らかになりはじめてきている。

術中ストレスの減少

Mectron-Piezosurgery®を使用した第三大臼歯抜歯は、バーを使用した場合と比較して患者へのストレスが軽減する(パドヴァ大学、Dr. S. Sivolella、未公表データ)。

機器の発する騒音はアブレーターと同程度で、なにより、微小振動は大きな振動と比較して受け入れられやすい。

前述した正確性、術中コントロール、軟組織保護、明瞭な視野、そしてより患者の協力を得やすくなることにより、術中の術者のストレスもバーと比較して軽度である。

良好な治癒反応により組織のストレスも軽減される。

3.2 それぞれの術式に対する外科プロトコール

筆者が開発したさまざまな独自の外科プロトコールは厳密なガイドラインに基づいている。

その起点はつねに臨床上のアイデアで、その外科的問題の解決法を考案し、その後in vitro、in vivoでの研究を終えたのち患者に応用する。

組織学的-臨床的結果の批判的評価により、外科プロトコールを向上させるために使用する最適な材料と方法を決定することが可能になった。

外科的必要性

Mectron-Piezosurgery®を使用するために考案・開発されたそれぞれの外科術式は、筆者の求めていた従来の骨手術用の器具の正確性と安全性の限界を克服するものである。

これにより、医学の歴史上で初めて、骨切削に特化した専用の超音波装置の開発が可能になった。また、それぞれのチップは機能に応じて最適な形状を有している。

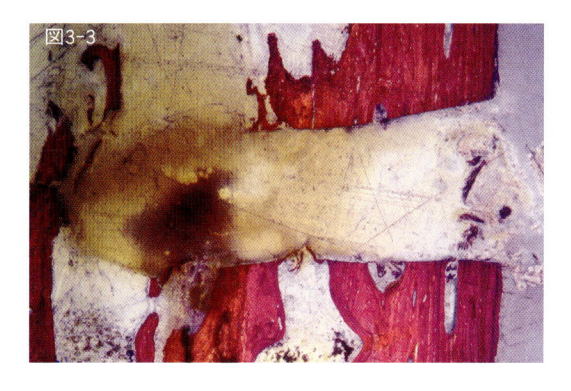

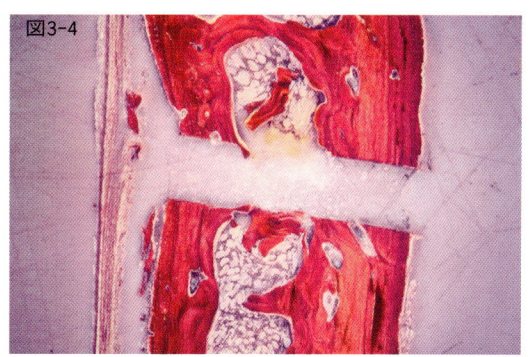

図3-3　直径0.9mmの骨バーによる骨切り。薄板状の破壊を伴う切断面が確認できる。

図3-4　0.5mmのOT7チップによる骨切り。骨壁は損傷されずに残っている。

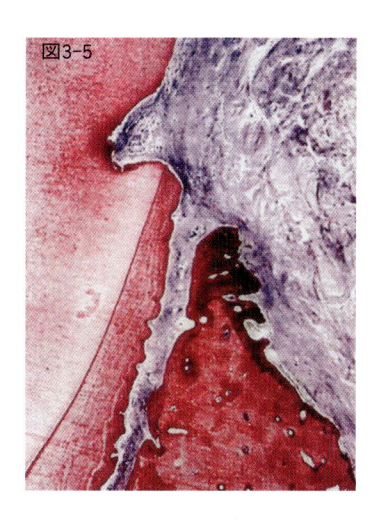

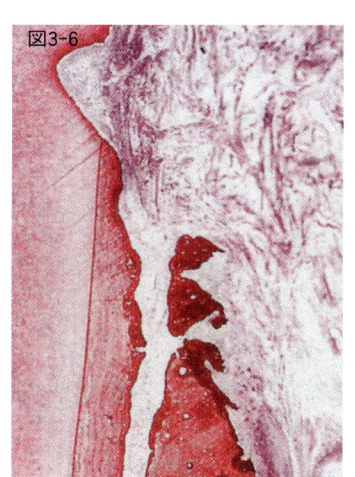

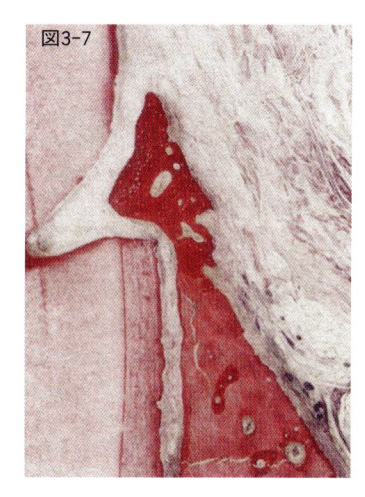

図3-5〜7　臨床的歯冠長延長術（実験研究）[67]。
　組織図は骨切り56日後の骨組織の治癒結果を示している。

・図3-5　カーバイドバー：骨治癒のレベルは術中に歯根表面に付けたノッチより低い位置であった。

・図3-6　ダイヤモンドコートバー：カーバイドバーを使用した場合よりかなり遅い骨治癒。

・図3-7　ピエゾサージェリー（OP3チップ）：骨治癒はきわめて良好で、術中に歯根表面に付けたノッチより高い位置であった。

動物の骨に対するチップの性能および効果についての in vitro 試験

　それぞれの技術に対応したチップの形態を決定し、微調整に際する技術的な問題を解決後、動物の骨を用いた特別な試験で、外科的な正確性と時間に関して最高レベルの効果を得た。これにより現在ピエゾを用いた骨手術に使用するすべての超音波チップを得ることができた。

　チップはその特別な機能と切削特性により分類されている。機能による分類は、骨切り（OT）、骨成形（OP）、抜歯（EX）、インプラント窩形成（IM）である。超音波切削特性による分類はその機能に関係なく、鋭い、滑らか、鈍いに分類されている。

図3-8〜10 術後7日の骨切り実施部位の骨治癒の評価。切削は市販のもっとも効果的な器具を用いて行った（2.5倍）。

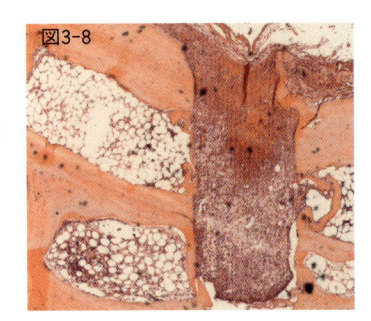

図3-8　骨バー：骨切り部位に結合組織が存在し、骨膜反応のための骨芽細胞が存在する。

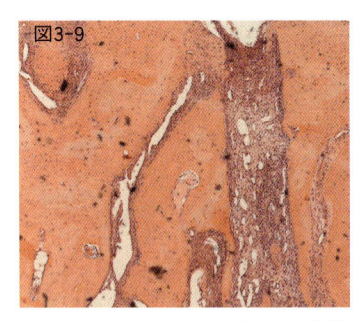

図3-9　ボーンソー：骨切り部位に結合組織が存在し骨削片内部に骨膜反応からの新生骨が存在する。

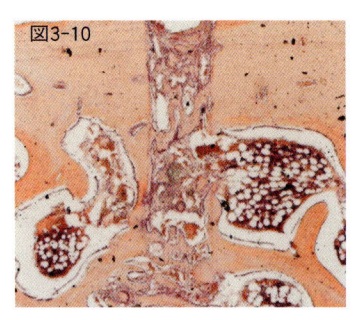

図3-10　ピエゾサージェリー（OT7チップ）：骨切り部位は骨膜反応と内柱細胞による新生骨で満たされており、最初の1週間で組織再生が明らかに早かった。

図3-11〜13　SEMによる骨表面形態の評価。

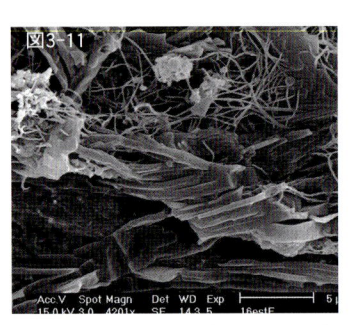

図3-11　骨バー：骨表面はとても不規則であった。

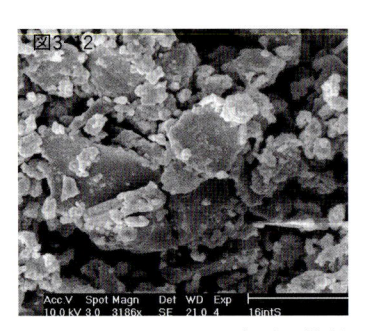

図3-12　ボーンソー：表面は骨削片により覆われていた。

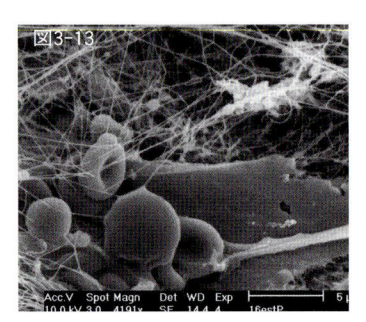

図3-13　ピエゾサージェリー（OT7チップ）：表面は微小孔性で、完全にきれいであり、凝固因子であるフィブリンに即座に覆われており、明らかに組織治癒のスピードが早かった。

骨組織治癒反応の組織学的評価

　骨切り、骨成形、インプラント窩形成に使用するチップの組織治癒反応を動物実験により試験した。

　組織学的、生体分子的研究は筆者により9年にわたって、イタリアと北米の有名大学と共同で行われた（ジェノヴァ大学整形外科および耳鼻咽喉科、パドヴァ大学歯周病科、トリノ大学補綴科、ハーバード大学歯周病科）。その結果、バーやツイストドリルを使用した場合と比較して非常に早い骨治癒反応を得ることができることが証明された[2, 30, 31, 67, 78]。

臨床的開発段階

動物実験により良好な結果が得られると、筆者は外科処置においてMectron-Piezosurgery®の有用性を理解するために臨床的調査を始めた。最初の数年間は既存の外科プロトコール（上顎洞底挙上術、歯槽堤拡大術、骨移植）の最適化に焦点を絞り、一方、近年では歯科技術の大きな進歩のために新しい外科プロトコールを考案・開発した。実際には、矯正とインプラント治療の進歩を可能にした2つの新しいテクニックが導入された。

本書は、筆者が開発した超音波によるインプラント窩形成について最初に発表するものである。

臨床研究段階

初期の出版物の文献上でいくつかの臨床的研究を発表してから、筆者は広く教育活動を行っている。近年の結果やさまざまな会議での発表によって、各テクニックの外科プロトコールを明確にすることが可能となった。

外科プロトコール

筆者が各術式のために開発した現在の外科プロトコールはMectron-Piezosurgery®の正しい使用方法を示しているだけでなく、歯肉弁切開から縫合までの正しい外科手技の完全なガイドとなっている。プロフェッショナルトレーニングコースにも利用されているこの外科プロトコールにより、初心者はもっともよくある失敗を避けることができ、熟練者は学習曲線を短縮することができる。

さまざまな外科術式に対応するこの独自の外科プロトコールは、日々の臨床応用を容易にするための専用ファイルを用いることで可能となる。

これらの表はTomaso Vercellotti著"The Piezoelectric Bone Surgery: A New Paradigm"（近刊）に記載されている。

SECTION III

歯科における
ピエゾサージェリーの
臨床的利点

CLINICAL ADVANTAGES OF PIEZOSURGERY IN DENTISTRY

抜歯 4

抜歯は、その歯が予知性のある治療で修復することができない場合必要となる外科処置である。

もっとも多い抜歯の原因は、重度の歯周病、崩壊の進行したう蝕、治療不可能な根尖病巣、および歯根破折である。

外科術式が的確であれば、歯槽骨壁および歯根膜表面に損傷を与えずに歯根を抜去できる。抜歯の外科的な難易度は、歯周組織の解剖学的特徴に左右される。

4.1 解剖学的特徴および外科術式

・正常な歯根膜：手用器具の単純抜歯

正常な歯根膜が存在する場合、抜歯は簡単で手用器具を用いる。

抜歯内容：
・ペリオトームを用いて歯根膜を切断
・挺子を用いて歯根膜を遊離
・鉗子を用いて歯根を歯槽骨から摘出

正常な歯根膜がある場合、電動あるいは超音波機器の利用は推奨されない。なぜならば、抜歯に必要な可動性を得るために、石灰化組織を切断する必要がないからである。

・骨性癒着した歯：電動機器を利用して行う複雑な抜歯

骨性癒着した歯の抜歯は、可動性を得られなければ不可能である。

歯槽骨壁を骨折させずに挺子で可動性を得ることはできない。

一般的な術式は、歯根を骨から分離させ、挺子で可動性を得るよう歯根周囲の骨切りを行うためにバーを用いる。

この術式は歯槽骨壁にダメージを与えるため、インプラントスペースに欠損を生じる。

われわれが開発し、提案しているMectron-Piezosurgery®を用いる術式は、骨性癒着を切る非常に薄いチップ（Mectron-Piezosurgery® EX 1）を用いるもので、これによって歯根表面を除去し、歯槽骨壁を傷つけずに維持する。

4.2 ピエゾサージェリーを用いた抜歯の外科プロトコール

われわれは、抜歯のために4つの外科プロトコールを開発した。これらは、下に示すようないかなる歯周組織においても、その解剖学的複雑性に対応できる：
・骨性癒着した歯
・薄い歯周組織のバイオタイプ
・薄い歯周組織のバイオタイプかつ、骨性癒着した歯

これらの新しい抜歯テクニックを事前に研究しておくことは、とりわけ審美修復の結果を評価するとき、フラップレスあるいはオープンフラップの抜歯をいつ実施すればよいか、術者が決める際に役立つであろう。

以下に、Mectron-Piezosurgery®を用いると抜歯が容易になり、歯周組織を無傷に保つために予知性の高い結果をもたらし、患者の不快感を減らすことができるきわめて有効な抜歯テクニックを示す。

表4-1　抜歯においてMectron-Piezosurgery®を使用することの臨床的利点

外科術式	従来型器具の限界	ピエゾサージェリーを用いる利点
1．骨性癒着歯の抜歯	バーを用いる従来法は、歯槽骨の除去とともに歯根周囲の骨切りを伴う。 この方法では、薄い頬側骨を喪失することが多い。	Mectron-Piezosurgery®のEX1チップを用いれば、頬側骨壁が非常に薄い場合さえ、歯槽骨を保ちながら歯根表面を取り除くことによって骨性癒着の除去が行える。
2．埋伏智歯の抜歯	術中の知覚が低下しているために、バーを用いて歯冠分割を行った後の舌側皮質骨付近の歯根分割は危険を伴う。術者は必ずしもエナメル質の切削が完了したか否かを感じ取れるとは限らず、皮質骨を切削するリスクがある。 破折した根尖部の除去が必要な場合、その作業は術中の視野を悪くする出血のために時間がかかり困難である。ほとんどの時間、細い吸引管を用い、歯槽骨内に血管収縮剤入りの浸潤麻酔をする必要がある。	バーによる歯冠の切削操作を行った後、Mectron-Piezosurgery®を用いて、きわめて正確に、術中の知覚を高度に保ったまま歯槽骨壁を損傷せず歯根分割および破折ができる。 生理食塩水によるキャビテーション効果により、切削操作中の止血がなされ、術者が最大限の視野を得ることができる。このようにして、根尖部の歯根片の除去も非常に簡単になる。 PS2チップは根管内でも十分に利用でき、その振動により速やかに根尖部を歯槽骨から遊離させることができる。 根尖部が骨性癒着している場合でも、キュレット状のチップ（PS2、OP5、IM1、EX1）を用いて、抜歯を容易にする歯根周囲の骨切りを行うことができる。

外科術式	従来型器具の限界	ピエゾサージェリーを用いる利点
3．複根歯の分割抜歯	術中の知覚が低下しているため、バーを用いて歯冠分割を行った後の歯根分割は危険を伴う。 複根歯の分割抜歯のためにバーを用いることは、他の歯根を損傷するリスクを含んでいる。	複根歯の抜歯には、抜歯の際に歯槽骨を保存するために、歯根分割が必要である。Mectron-Piezosurgery®では、OT7S4チップを用いてセメント質レベルより下で歯冠分割したのち、各歯根を分割し別々に抜去する。抜歯術式はきわめて簡単である。 Mectron-Piezosurgery®では抜歯をしない歯根分割術がきわめて正確にできるうえ、最終的には、ダイヤモンドチップのOP5を用いて歯根のエマージェンスプロファイルの表面を理想的にするための骨成形を行うことができる。
4．歯根分割	歯槽骨内でのバーを用いた歯根分割は非常に難しく、歯槽骨壁に大きなダメージを生じる可能性がある。	Mectron-Piezosurgery®では、歯槽骨の直径が小さい場合でも歯根分割が可能になるOT7S3チップを利用し、種々の術式によって、歯根分割を容易に行うことができる。
5．埋伏歯の開窓あるいは抜歯	出血およびエナメル質にダメージを与えるリスクがあるため、バーを用いた骨切りは難しい。	Mectron-Piezosurgery®により、OP3チップを用いて埋伏歯の歯冠に到達するための骨切りを行うことによって、エナメル質を無傷な状態に保つことが可能になり、キャビテーションによって術中に最大限の視野を得ることができる[17]。 出血がないため、矯正用ブラケットをかなり接着しやすくなる。 抜歯のためには、前述のように歯を分割する。

骨性癒着歯の抜歯

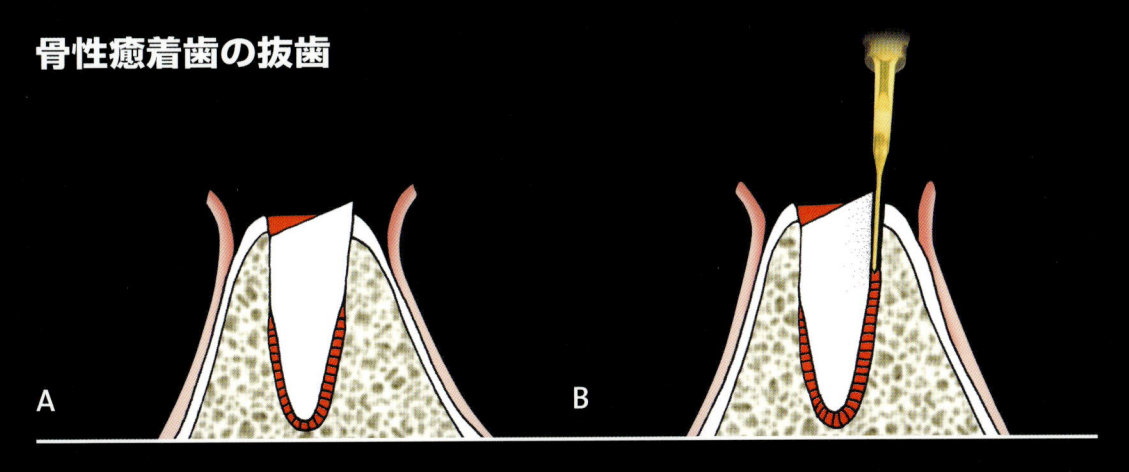

A：抜歯予定の破折歯根：歯根の歯冠側に骨性癒着が生じている。

B：EX1チップで、歯槽骨を過熱させずに歯根表面を切削することによって骨性癒着を除去する。

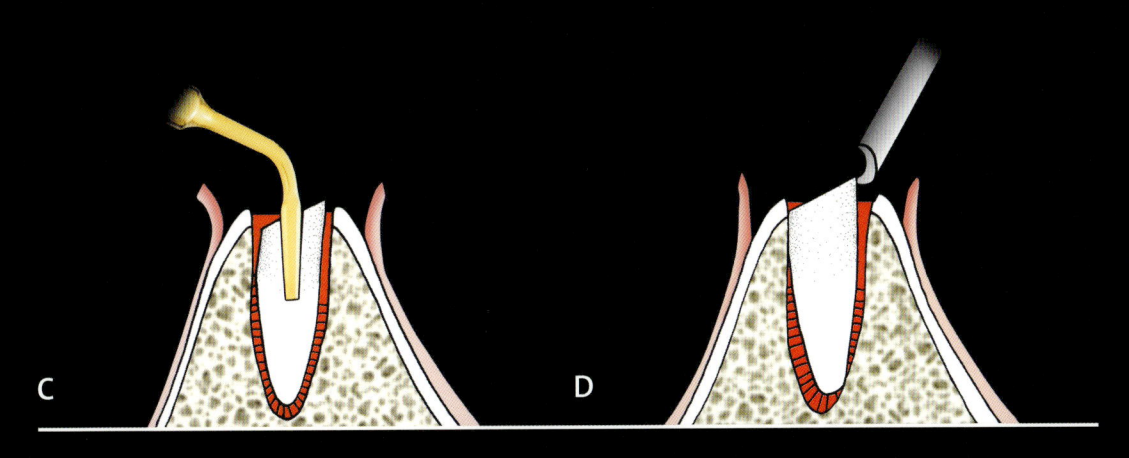

C：歯根の骨成形を経て歯根表面と歯槽骨の間に新たに得られたスペースがみられる。

D：手用の挺子を用いることによって歯根膜を断裂させ、可動性を得る。

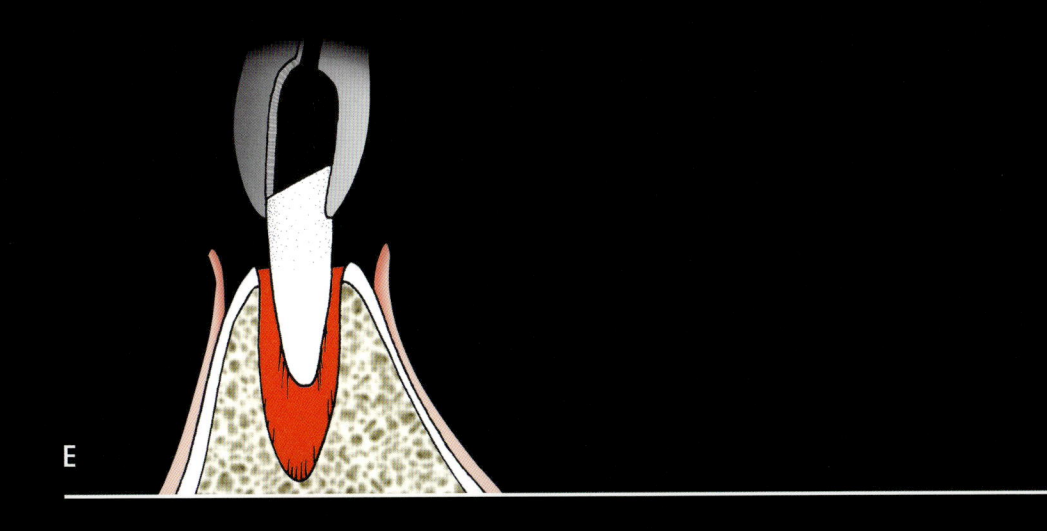

E：最後に、歯根を鉗子で抜去する。

症例4-1

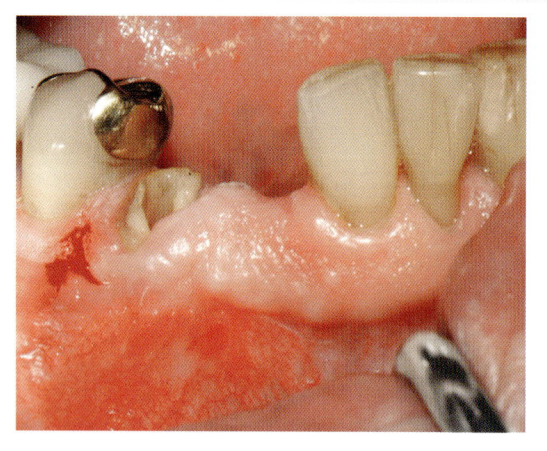

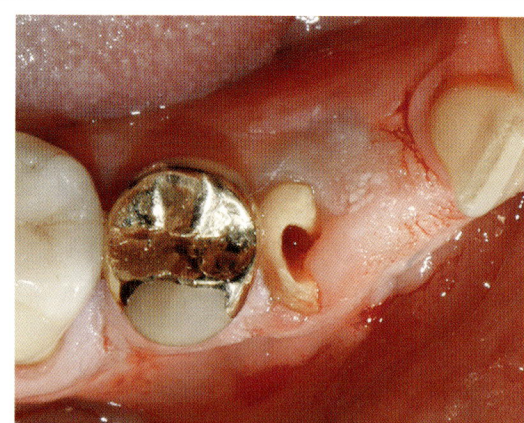

症例4-1-1　下顎右側第一小臼歯の歯根破折の頬側面観。

症例4-1-2　破折した骨性癒着歯の咬合面観。

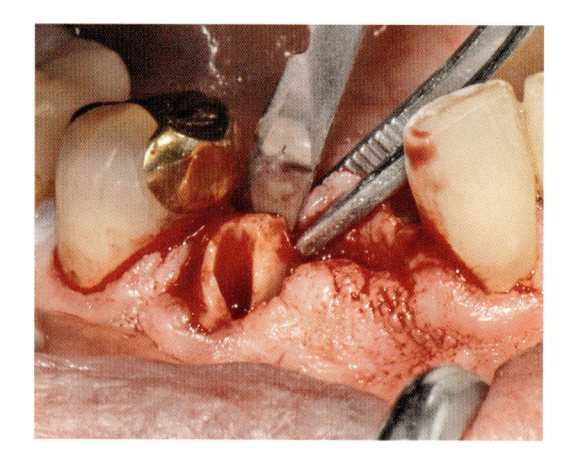

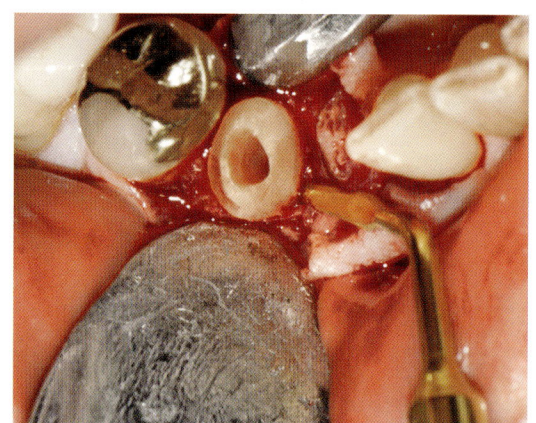

症例4-1-3　15番メスを用いた切開。

症例4-1-4　EX1チップで歯根表面を切削することによって骨性癒着を除去する。

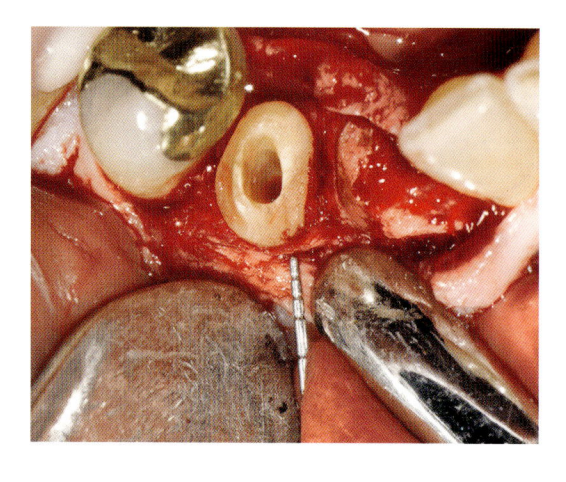

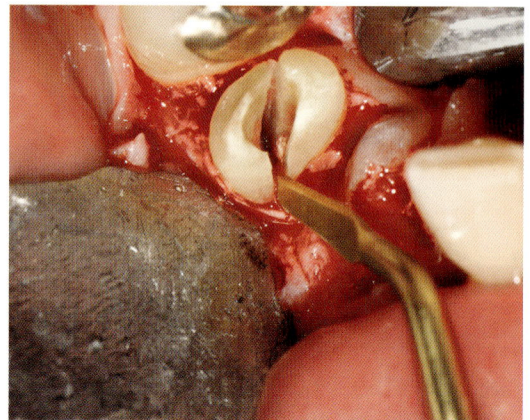

症例4-1-5　歯槽骨壁の薄さが確認できる。

症例4-1-6　近遠心方向への歯根分割はEX1チップを用いる。

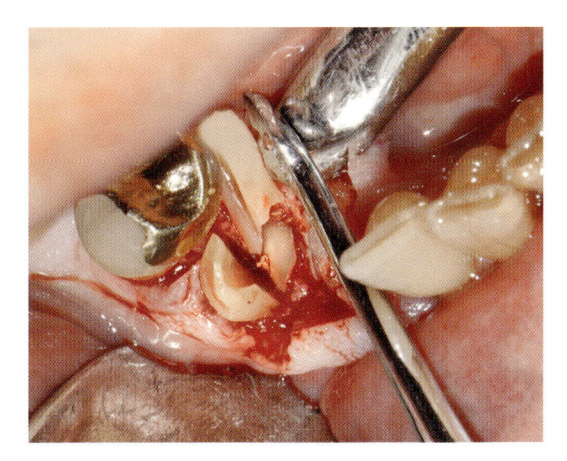

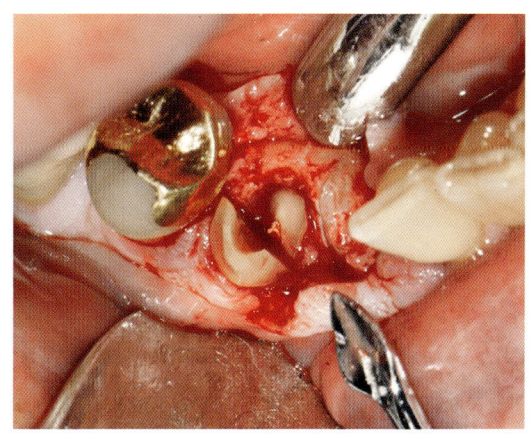

4.2 ピエゾサージェリーを用いた抜歯の外科プロトコール

症例4-1-7 挺子の力で歯根の舌側破折片を動かす。

症例4-1-8 歯根片は歯槽骨に依然癒着している。

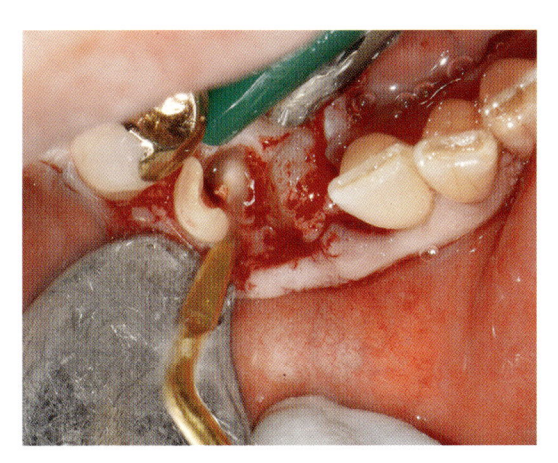

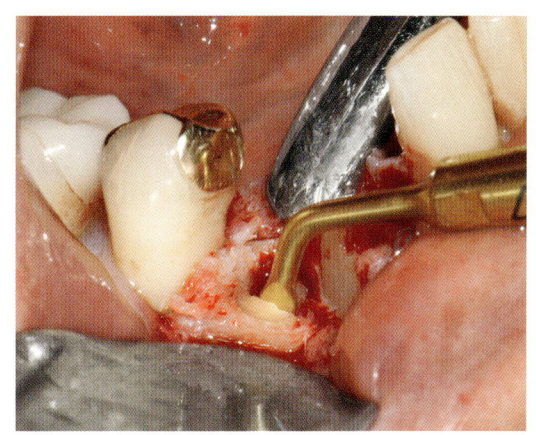

症例4-1-9 EX1チップを用いて骨性癒着を除去する。

症例4-1-10 骨性癒着の全長にわたり、歯根表面のみに動きを集中させてEX1チップを進める。

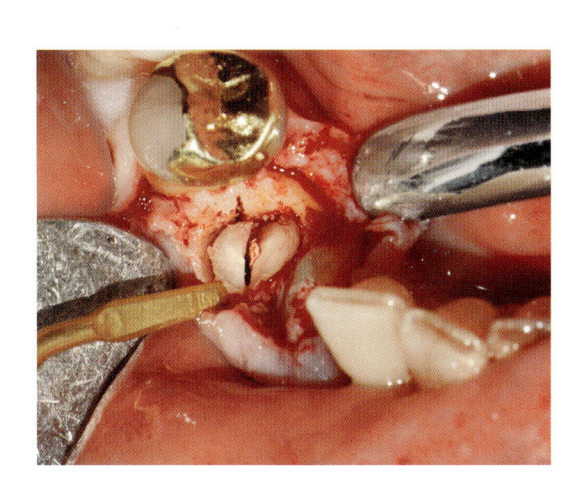

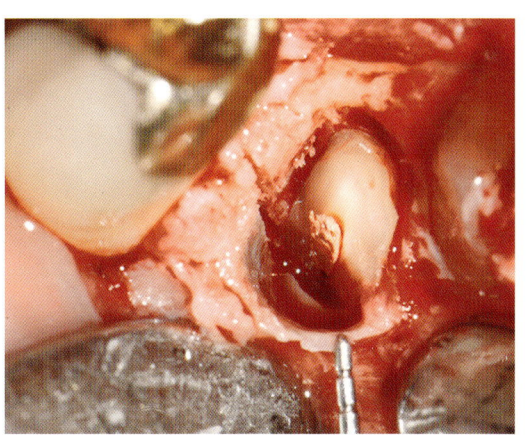

症例4-1-11 歯根の骨成形中の咬合面観。

症例4-1-12 切削されずに保存されている頬側皮質骨を歯周プローブで計測する。舌側壁が厚いので、歯根周囲の骨切除を行うことができる。

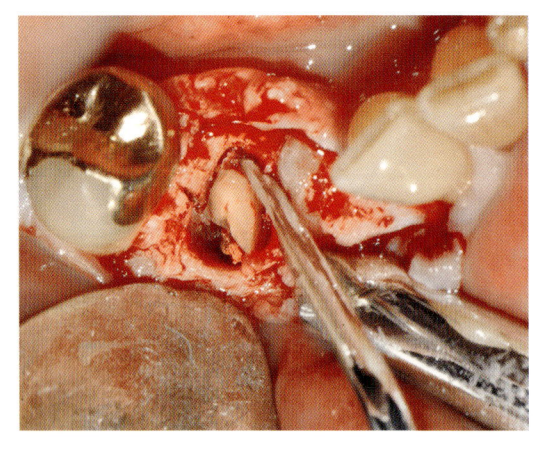

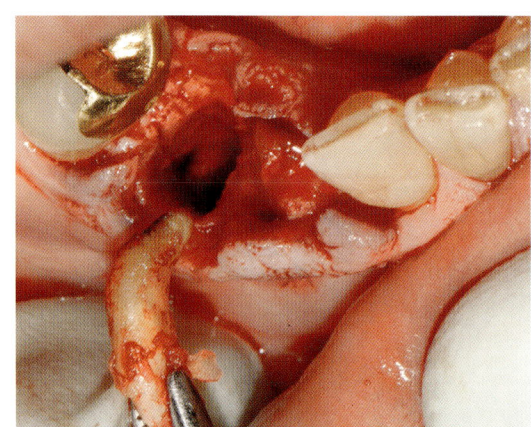

症例4-1-13 挿入した手用挺子で、頬側骨頂を危険にさらすことなく歯槽骨内の歯根破折片を脱臼させる。

症例4-1-14 骨性癒着の歯冠側部分を取り除いた後は、抜歯は簡単に行える。

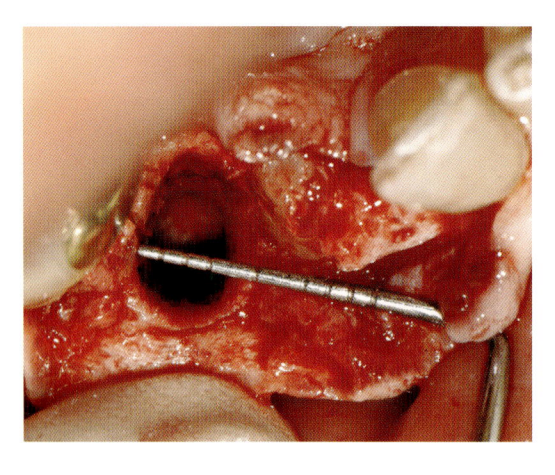

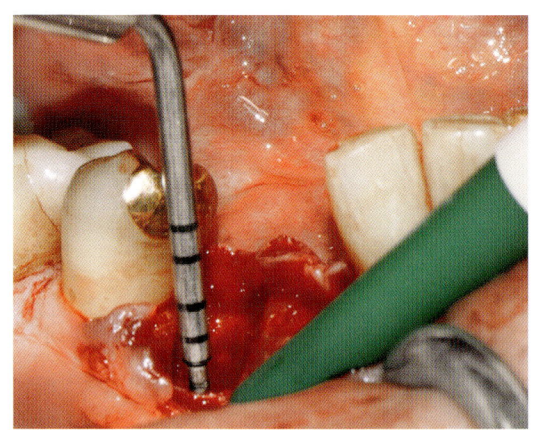

症例4-1-15 初め骨性癒着が重度であったにもかかわらず、抜歯後の歯槽骨の保存が確認できる。

症例4-1-16 本来の歯槽骨の深さを計測する。

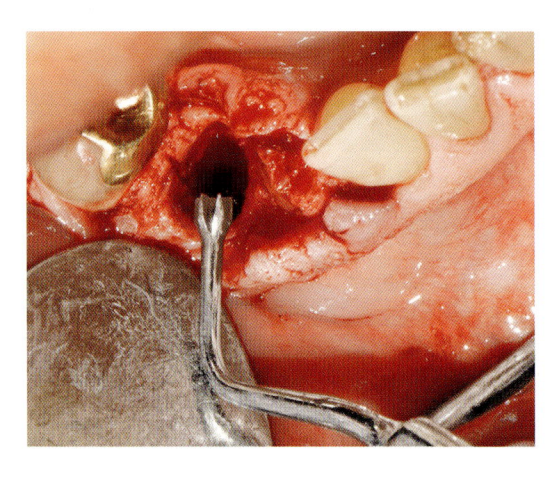

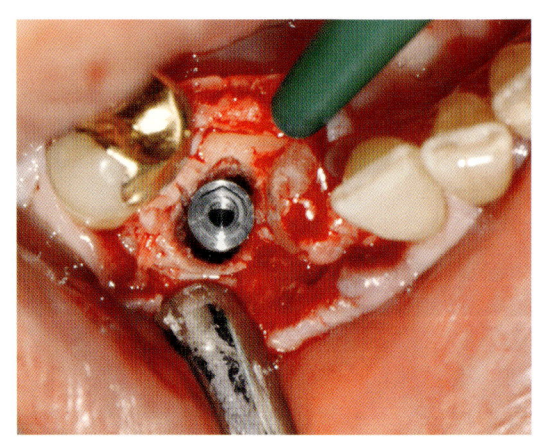

症例4-1-17 IM2チップを用いてインプラント窩を形成する。

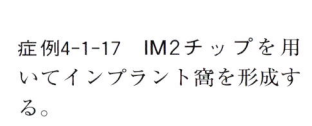

症例4-1-18 歯槽骨-インプラント界面の咬合面観。

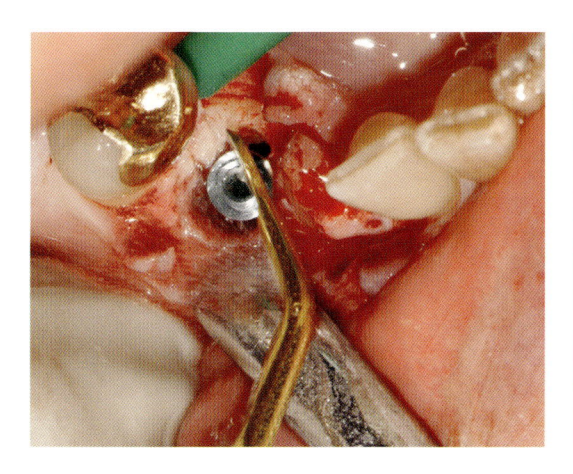

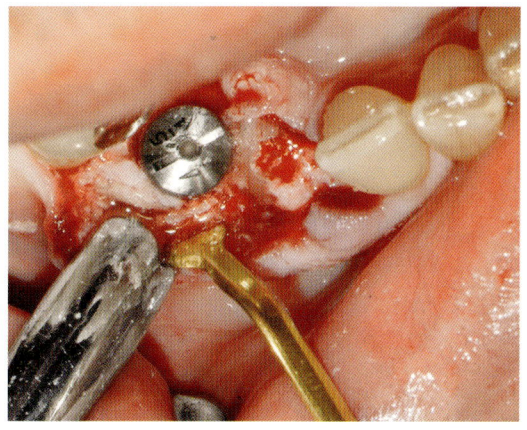

4.2 ピエゾサージェリーを用いた抜歯の外科プロトコール

症例4-1-19　OP3チップを使用してインプラント周囲の骨成形を行う。

症例4-1-20　骨成形中に集めた骨削片を、歯槽骨-インプラント界面を満たすために用いる。

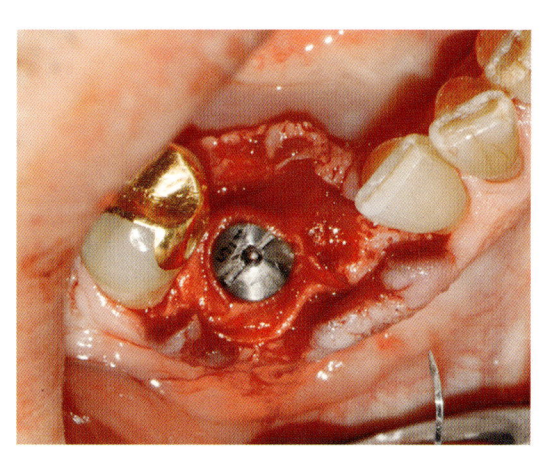

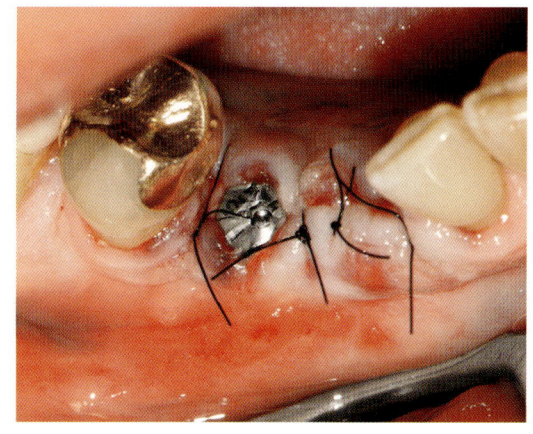

症例4-1-21　吸収性コラーゲンメンブレンを使用して骨削片を安定させる。

症例4-1-22　ヒーリングポスト周囲の縫合。

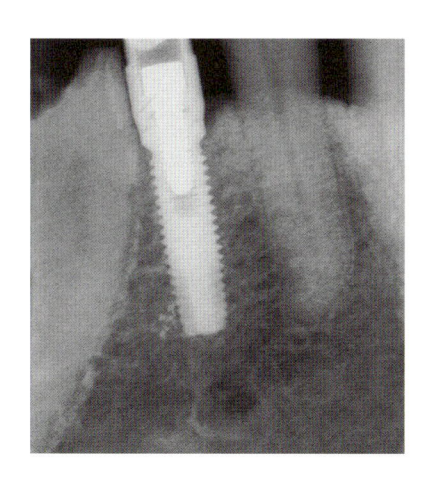

症例4-1-23　インプラントのX線写真（3年後）。

症例4-2

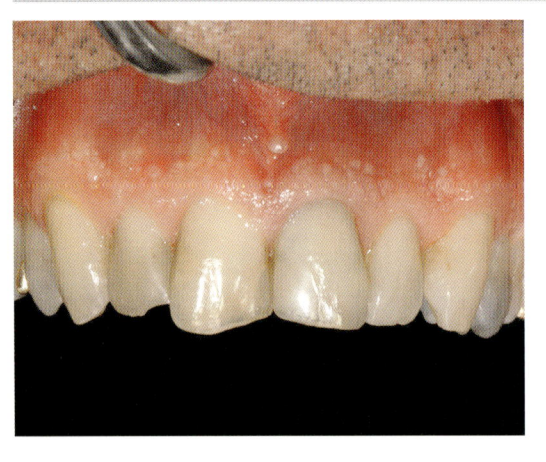

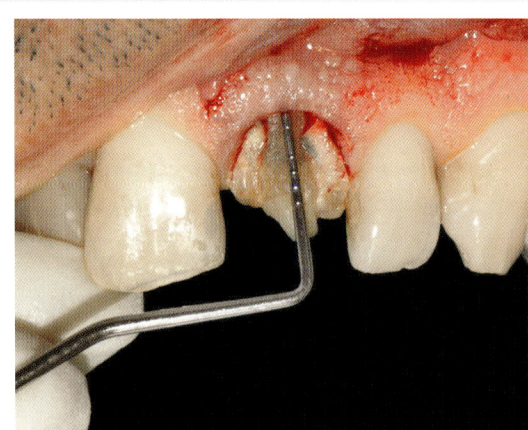

症例4-2-1　上顎左側中切歯の歯根破折。

症例4-2-2　破折は歯肉縁下4mmである。

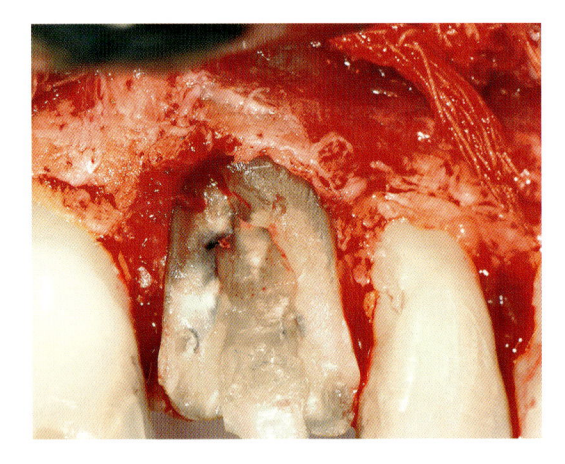

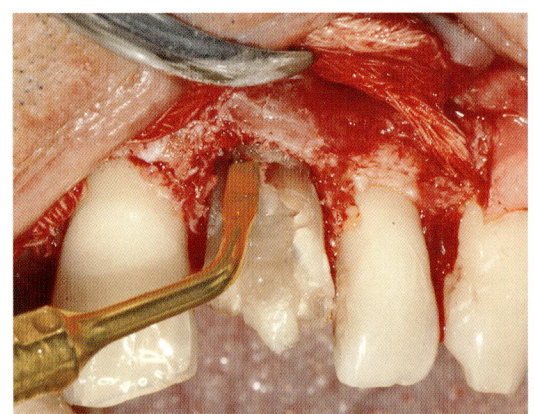

症例4-2-3　破折した歯根は頬側部で骨性癒着している。

症例4-2-4　EX1チップで頬側スライステクニックによって歯根分割を行う。

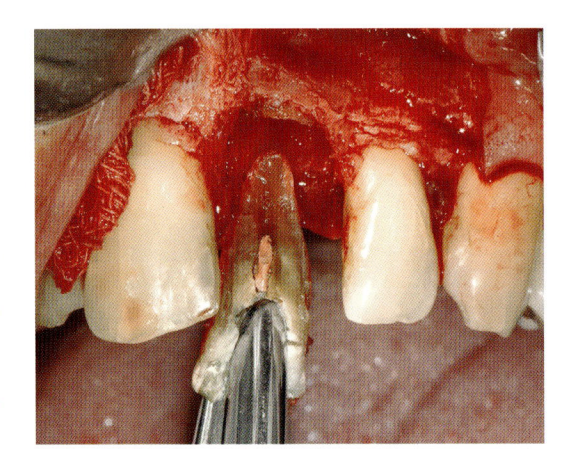

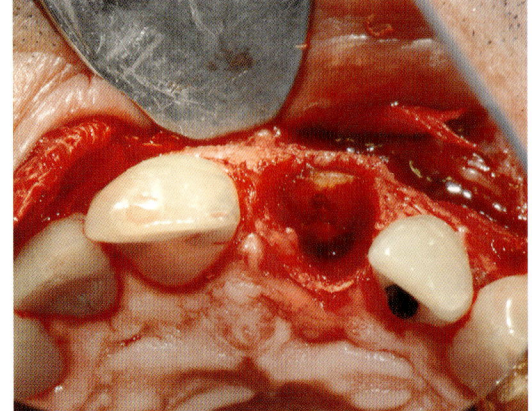

症例4-2-5　頬側スライス除去に必要なスペースを作るために、骨性癒着していない口蓋側部分を抜歯する。

症例4-2-6　骨性癒着した頬側部分の咬合面観。

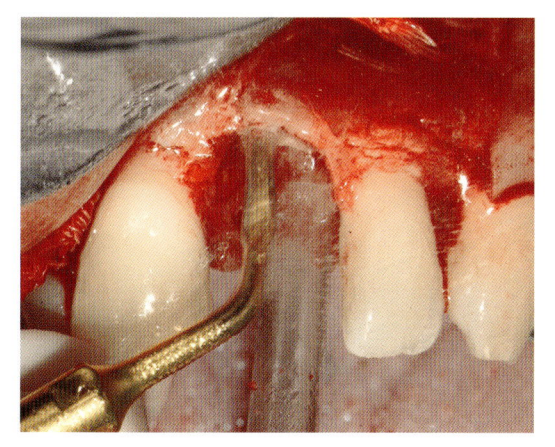

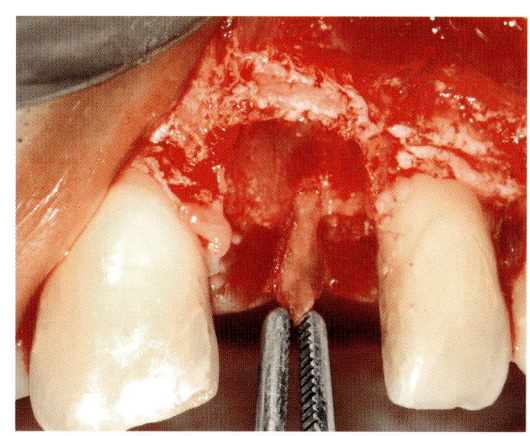

4.2 ピエゾサージェリーを用いた抜歯の外科プロトコール

症例4-2-7　頬側骨性癒着の除去。

症例4-2-8　頬側片の除去。

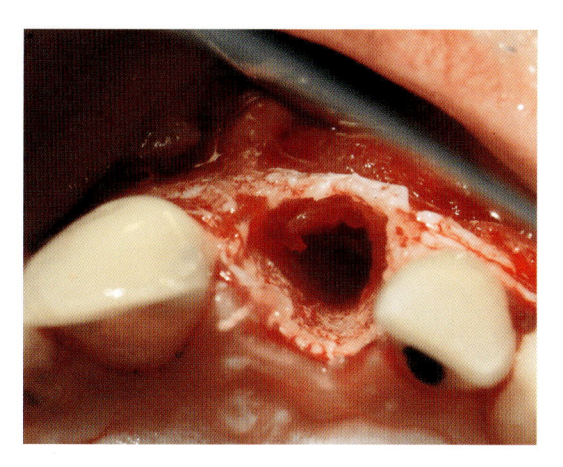

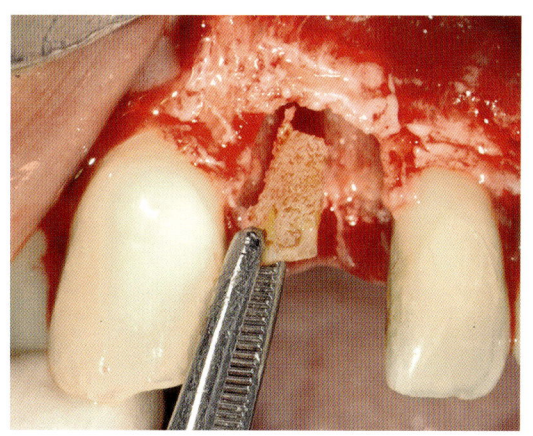

症例4-2-9　骨性癒着した頬側部分は、依然歯槽骨に付いていた。

症例4-2-10　最後の頬側片の除去。

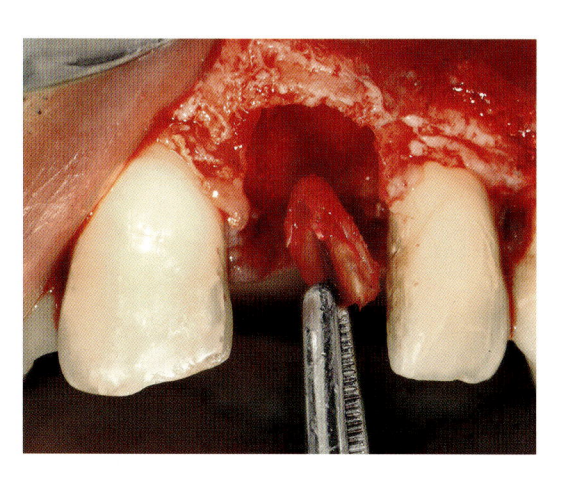

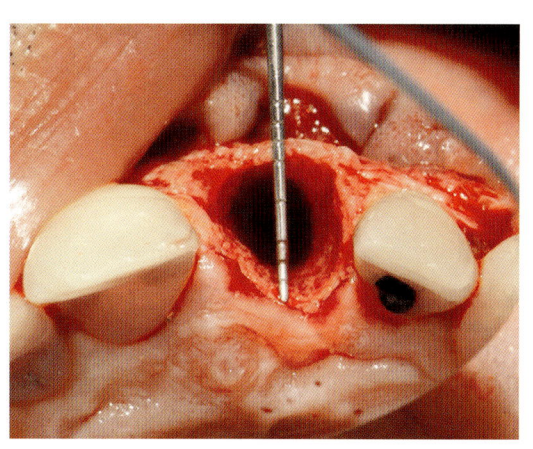

症例4-2-11　根尖部の除去。

症例4-2-12　頬側面が骨性癒着した歯根を完全に抜歯後、保存された歯槽骨の存在する咬合面観。

52　　　4 抜歯

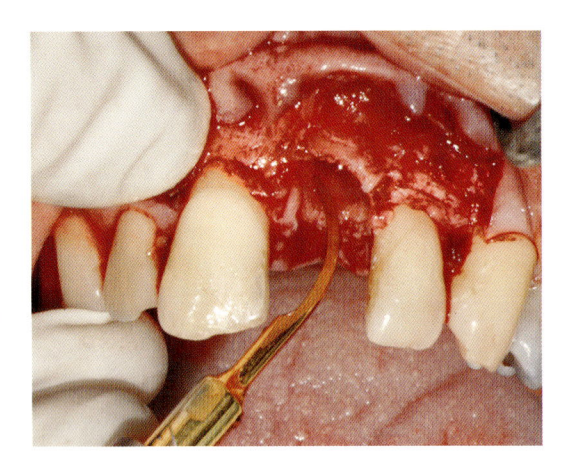

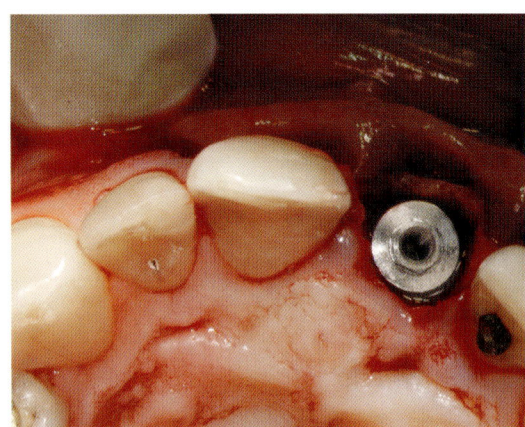

症例4-2-13　PS2チップを用いて歯槽骨の掻爬を行う。

症例4-2-14　埋入されたインプラント。

症例4-2-15　装着された印象用トランスファー。

症例4-2-16　手術翌日に装着されたテンポラリークラウン。異常機能運動で接触しないようにするために、テンポラリークラウンの臨床的な長さを短くした（Dr. Cesare Robelloのご厚意による）。

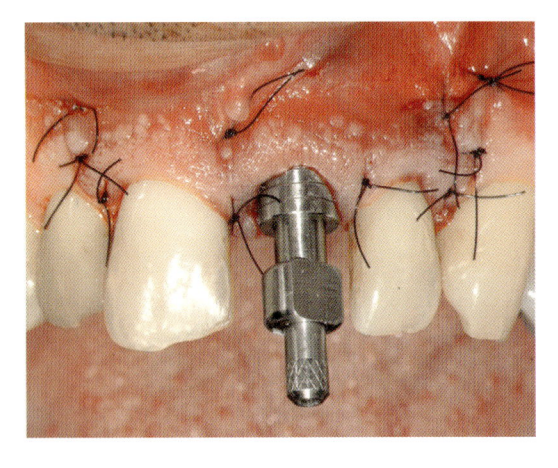

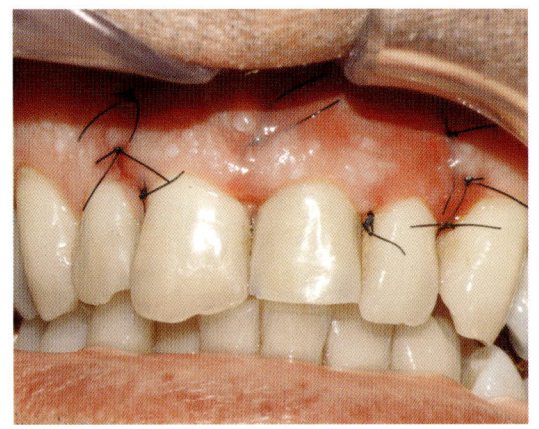

症例4-2-17　最終クラウンの正面観（Dr. Guido Prandoのご厚意による）。

症例4-2-18　荷重付加後のX線写真（2年後）。

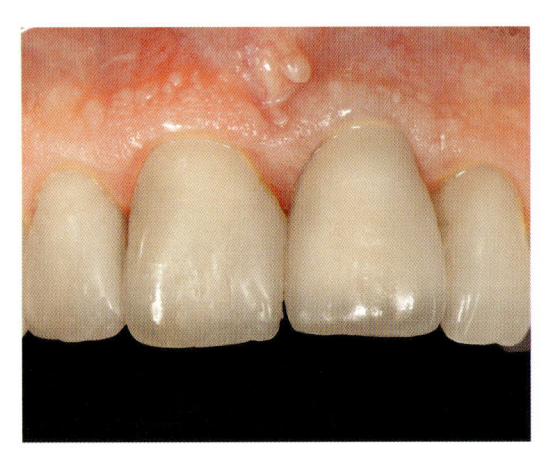

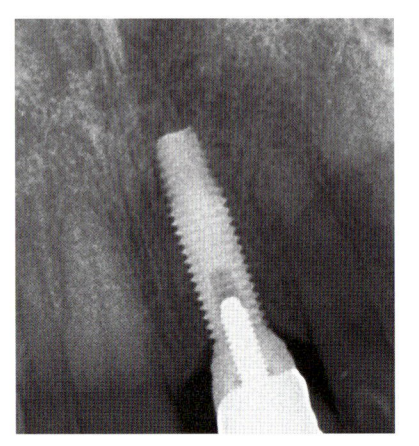

症例4-3

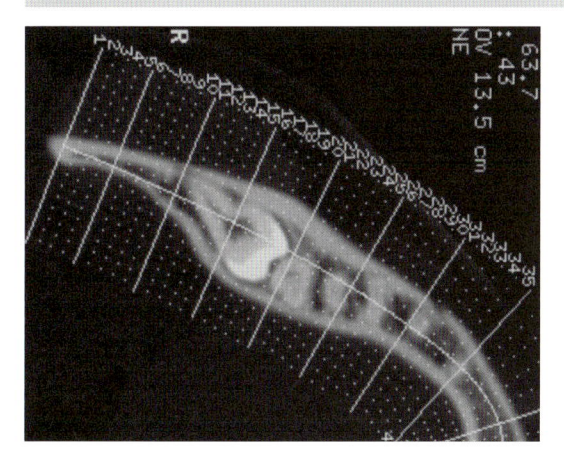

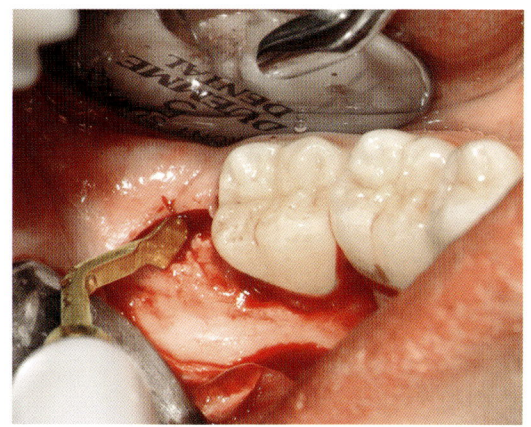

症例4-3-1　CT水平断像：水平位になった下顎右側第三大臼歯の難生に注目。

症例4-3-2　OP3チップを用いて、第三大臼歯歯冠を覆う歯槽頂部の結合組織を除去する。

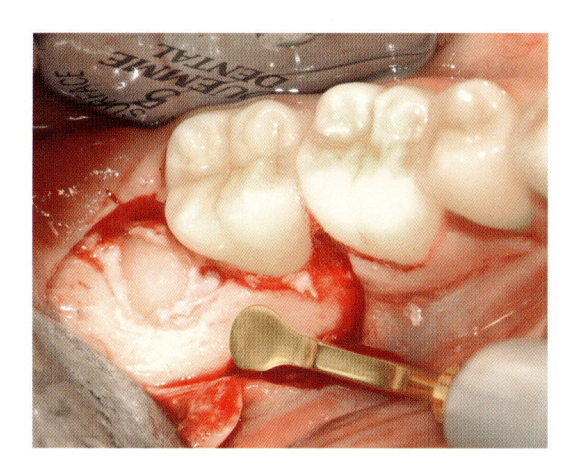

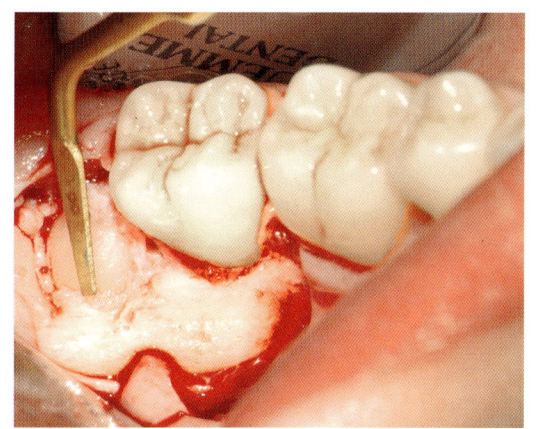

症例4-3-3　頬側骨部分の除去にもOP3チップを用いる。埋伏歯の歯冠が見える。

症例4-3-4　歯冠周囲の結合組織の除去にはEX1チップを使用する。

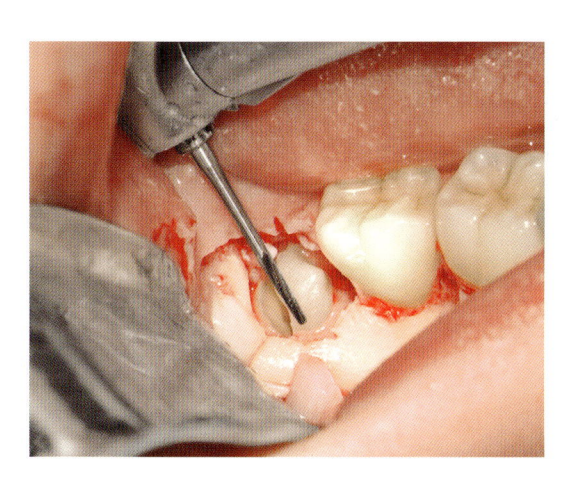

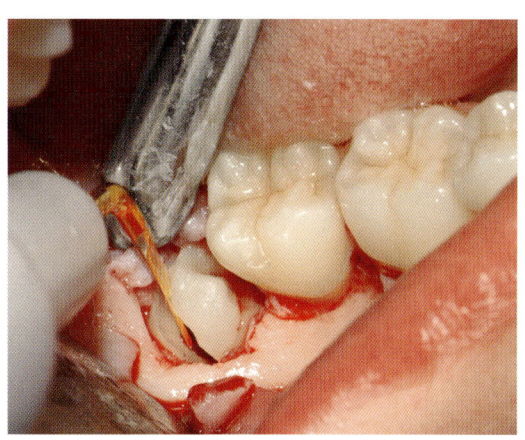

症例4-3-5　タングステンカーバイドバーを用いて前庭-舌側方向に歯冠分割する。

症例4-3-6　EX1チップを用いて舌側皮質骨側の分割を完了。

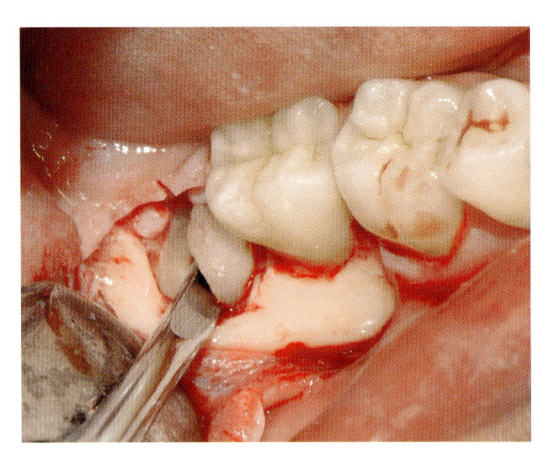

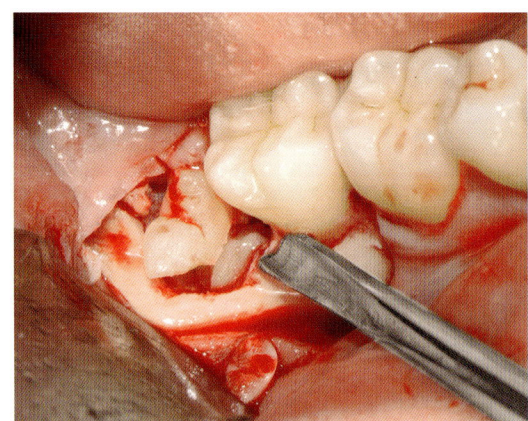

症例4-3-7　歯冠の破折には挺子を用いる。

症例4-3-8　歯冠の破折片。

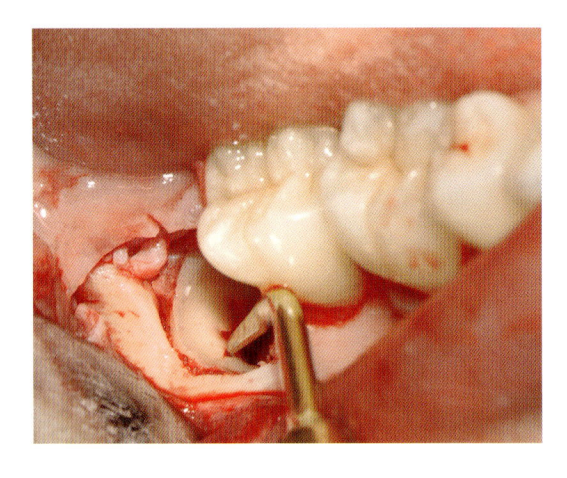

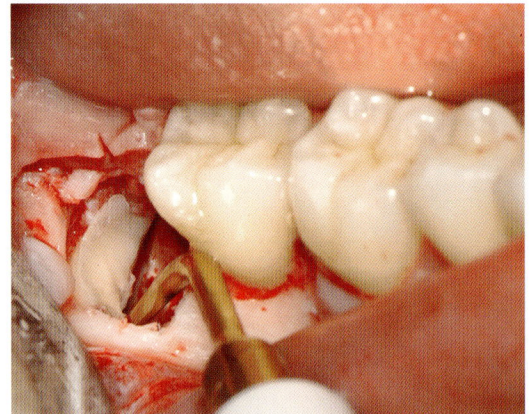

症例4-3-9　EX1チップを使用して髄床底で歯根を分割する。

症例4-3-10　キャビテーション効果によって、良好な術中の視野が得られる。

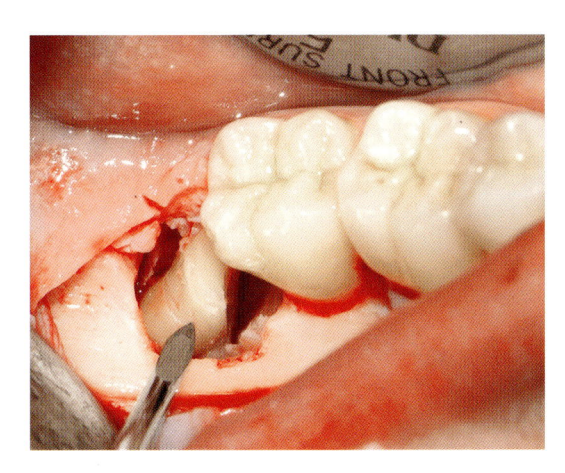

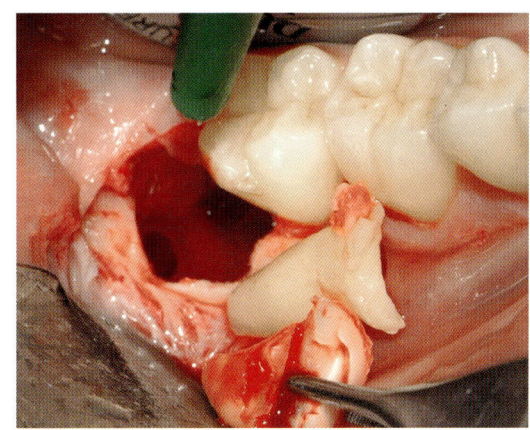

症例4-3-11　遠心根の除去には挺子を用いる。

症例4-3-12　より深い位置から近心根を除去。

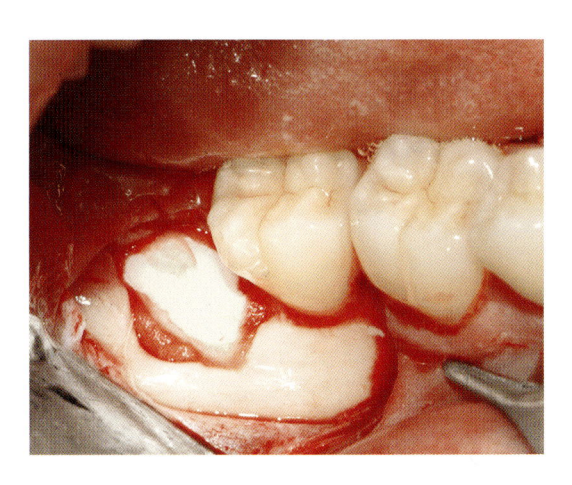

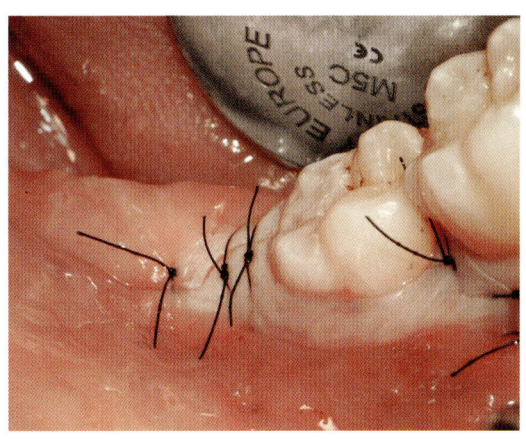

症例4-3-13　骨成形の後、手術によって生じた歯槽骨片を取り除くためにOP3チップを用い、ここにコラーゲンスポンジを入れる。

症例4-3-14　縫合。

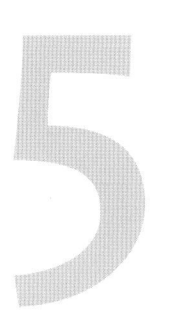

歯冠延長術 5

歯冠延長術は歯科におけるもっとも一般的な歯周組織切除術である。

これは、歯周組織表面を破壊するう蝕が存在する場合に、再建処置として行われる。

歯冠延長術の目的は、歯肉縁を根尖側に設置することにある。この術式では修復物が生物学的幅径をおかすことがない。

外科術式としては全層弁を挙上した後、歯冠周囲の骨切除を行うことにより、歯肉縁をより根尖方向に設置する。

この術式は歯肉縁の対称性が変わってしまうために、一般的に臼歯部に限定される。

骨切除は歯根のエマージェンスを考慮して、骨構造を修正するための歯周治療として用いられるものと同様である。

5.1 従来の方法

従来法は骨切除と修復のための骨成形を行うためにバーを用いている。

バーと歯根が接触することによる、歯を損傷するおそれのある偶発症を避けるために、骨切除と骨成形が完了した時点で、歯根表面に骨の鋭縁が残っていれば手用チゼルを用いる。

骨鋭縁は手用器具を用いて除去する。

5.2 ピエゾサージェリーを用いた外科プロトコール

最初のフラップ挙上後、二次歯肉弁は単独歯ではキュレット型チップ(PS2)、複数歯ではOP3チップを用いて剥離する。

スケーリングはPS2チップ、歯根表面のデブライドメントはOP5チップを用いて行う。

このとき、骨切除は歯根と平行に器具を保ちながら行う。このようにして、歯根を損傷するリスクをなくす。

OP3チップは歯間部においても使用しやすい。

骨切除が完了した後、歯根表面に平行に滑沢化を行い、微小な骨鋭縁はチップを用いて除去する[74]。

表5-1　歯周組織切除術においてMectron-Piezosurgery®を使用することの臨床的利点

外科術式	従来型器具の限界	ピエゾサージェリーを用いる利点
1．二次歯肉弁除去	二次歯肉弁（歯周疾患が存在するなら炎症性組織も）をキュレットと歯周チゼルを用いて除去する。 この術式には熟練を要し、また、かなりの出血を伴う。	二次歯肉弁と炎症性組織はPS2チップとOP3チップを用いて簡単に除去できる。 それに加えて、生理食塩水のキャビテーション効果により止血され、最大限の視野が得られる。
2．スケーリング	キュレットと超音波スケーラー。	キュレットと超音波スケーラー。
3．骨切除	タングステンカーバイドバーはダイヤモンドバーに比べて骨組織に対する損傷が少ない。 バーは歯根表面に接触させてはならない。天然歯が存在する場合、歯間部では切除できない。	OP3チップを用いた骨切除は歯根表面損傷のリスクがなく、より効果的である。これは表面と平行に用い、歯根のセメント質を損傷しない。 歯間部では、Dr. Schlougerにより考案されたファイルの形の超音波チップOP4を用いる。
4．骨成形	骨切除後の骨成形は、歯根エマージェンスに対して厚みのない骨形態を付与するために行う。この術式はバーを使用した場合、しばしば上顎皮質骨を貫通したり、調和のとれた正常な骨形態を損ねたりと不正確かつ侵襲的である。 歯根近くでバーを用いた場合、歯根に不可逆的損傷を生じるリスクが高い。骨鋭縁は歯根への不用意な接触を防止するために、バーではなく歯周チゼルを用いて除去する。	Mectron-Piezosurgery®を用いた骨成形にはいくつかの利点がある。主な利点の1つは、上顎結節または下顎隆起の治療症例においてさえ裂開、出血をさせずに、きわめて正確な皮質骨の形態修正が可能であるということである。 第二の利点は手術中に出た骨削片を集めることが可能なことである。 第三の利点は歯根に近接しての処置が可能である点である。このため、バー使用時にできるような望ましくない鋭縁は形成されない。

外科術式	従来型器具の限界	ピエゾサージェリーを用いる利点
5．骨鋭縁除去	骨鋭縁は手用器具を用いて除去する。これには難しく複雑な検索を要する。	OP3チップでの骨切除後は、歯根表面の骨鋭縁はとても小さく、拡大鏡を介さないと見えない。これらは、歯根表面を滑沢化するときにPP1チップを用いて正確かつ速やかに除去する。
6．根面の滑沢化	グレーシーキュレットを用いることで良好な根面の滑沢化が得られる。	PP1チップを用いることによって、良好な根面の滑沢化が可能になる。たった数秒で、セメント質表面がエナメル質表面のようになる。
7．骨治癒	歯周外科後の骨治癒は文献において幅広く報告されている[1, 11, 12, 23, 34, 43, 52]。	Mectron-Piezosurgery®を用いた歯冠延長術後の骨治癒は、臨床および組織学の両面からより効果的である[74]。 臨床：明色を呈し、浮腫組織なし。 組織学：バーを用いた場合とMectron-Piezosurgery®を用いた場合とで歯冠延長術後の骨治癒を比較するために、ハーバード大学が行った研究の結果、超音波を用いて行った骨切り後の骨治癒のほうが良好であることが示された。

歯肉縁下う蝕

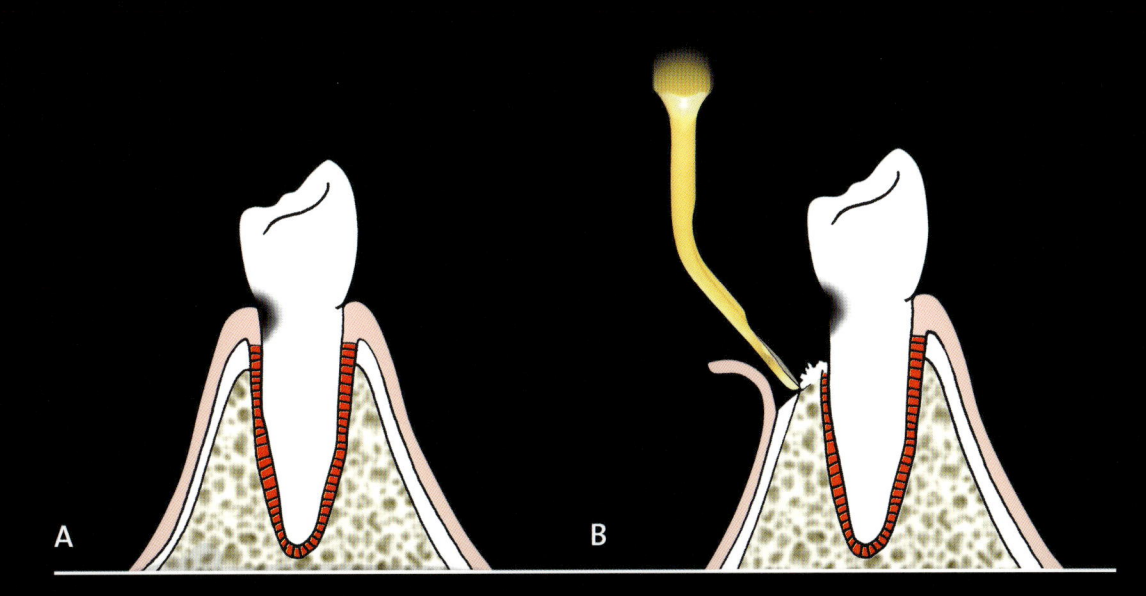

A：舌側歯肉縁下の根面う蝕。

B：OP3チップを用いた歯槽骨の骨切除と骨頂部の骨成形。

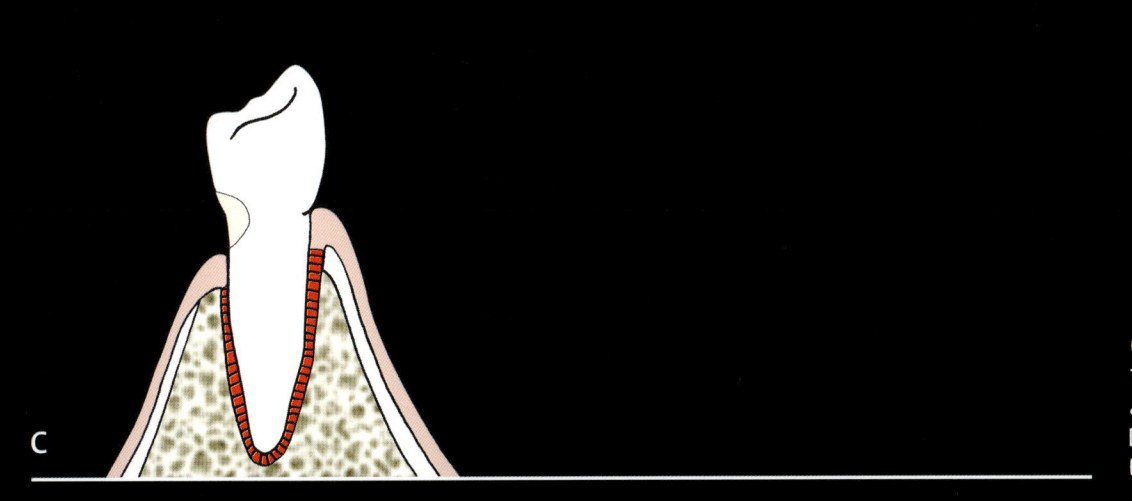

C：組織治癒：舌側のフラップを根尖側に移動することによってbiological massが回復したため、修復物の下縁は歯肉縁上になっている。

隣接面う蝕

A：頬側面観：歯周組織内の骨縁部隣接面う蝕。

B：頬側面観：ダイヤモンドコートのOP4チップを2本の歯根の間に入れ、歯間部の骨を取り除くために根尖方向に圧を加える。

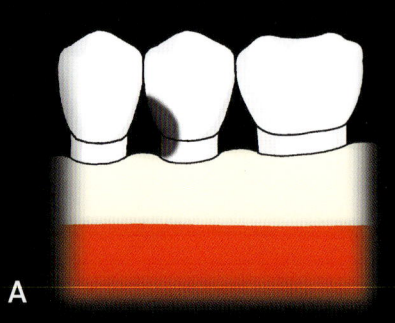

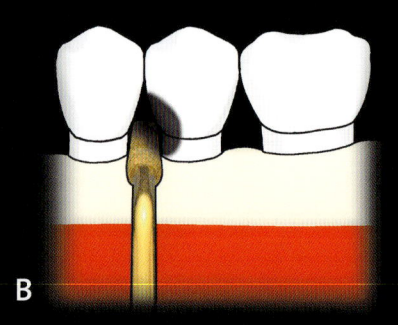

C：舌側面観：チップで歯間部の骨を取り除き、歯根を清掃する。

D：頬側面観：切除療法後、biological massが回復。

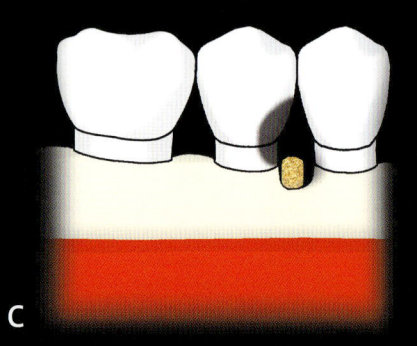

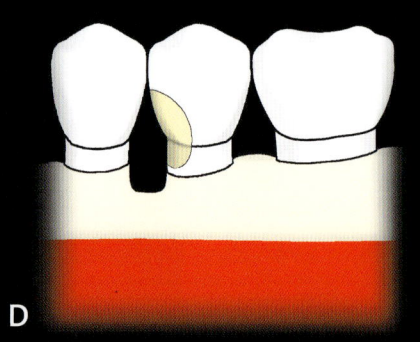

症例5-1

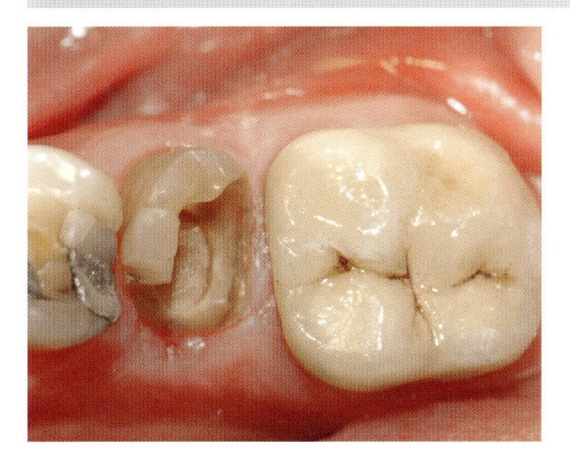

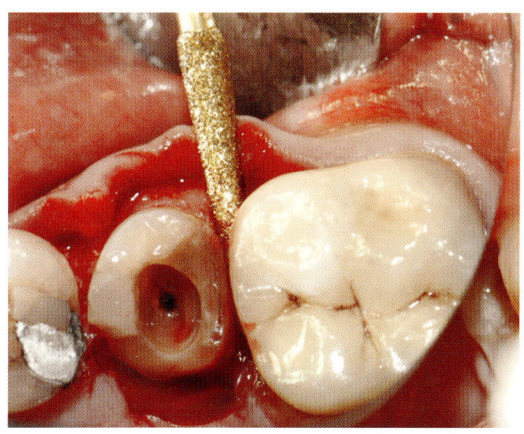

症例5-1-1　下顎第二小臼歯の歯冠破折。

症例5-1-2　頬側および舌側のフラップを完全に挙上した後、歯間部の骨切除と骨成形を行うために、骨頂部に圧を加える形でOP4チップを用いる。

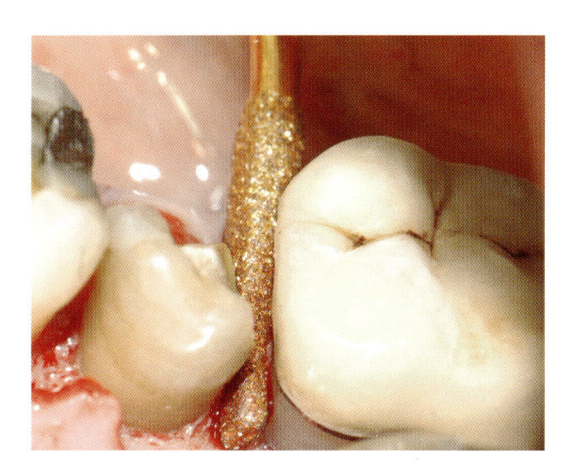

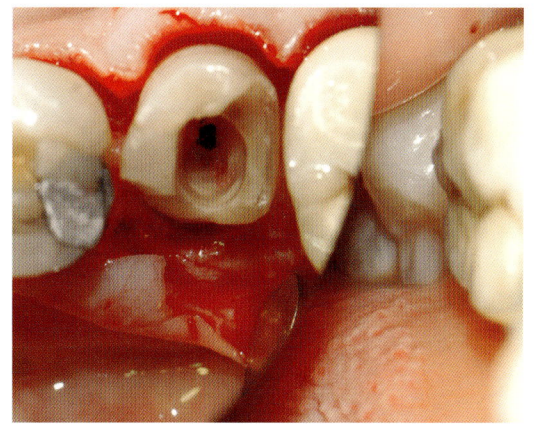

症例5-1-3　チップの形態によって、biological massの正しい高さの回復が容易になる。

症例5-1-4　舌側および頬側の骨切除と骨成形にはOP3チップを用いる。

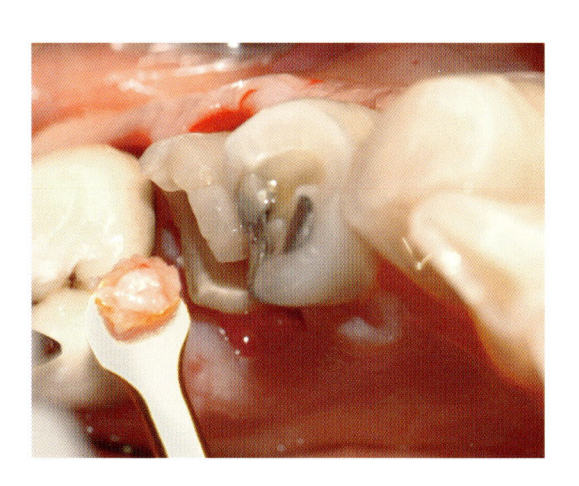

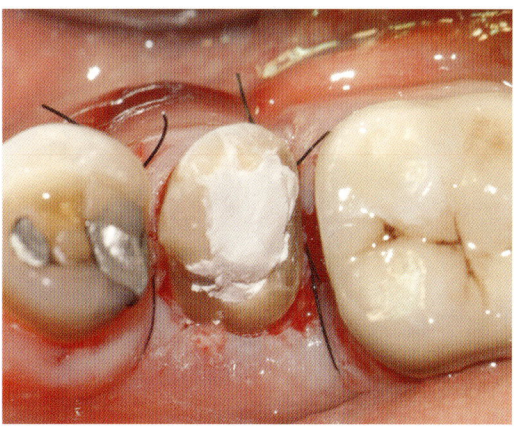

症例5-1-5　OP3チップを使用した骨成形中に、骨削片を集める。

症例5-1-6　2ヵ所の結節縫合によってフラップを縫合する。

5 歯冠延長術

症例5-2

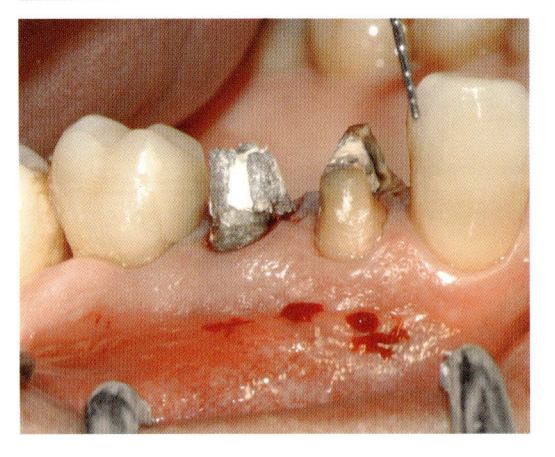

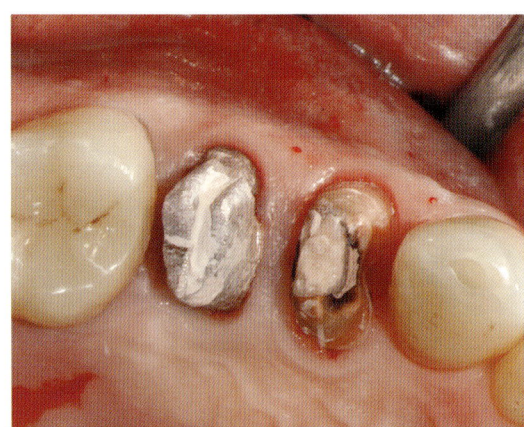

症例5-2-1 骨の裂開を伴った残根歯の術前像。

症例5-2-2 咬合面観。

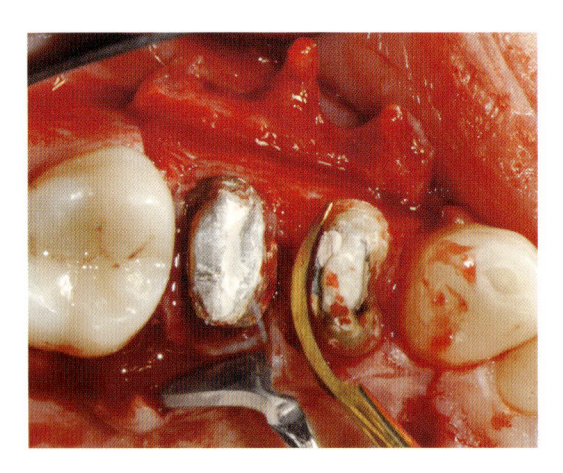

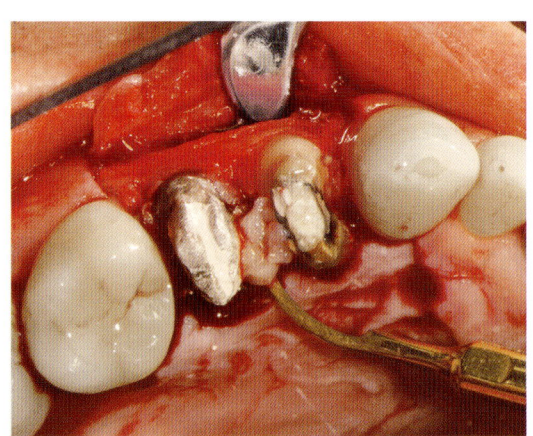

症例5-2-3、4 PS2チップを用いた炎症性組織の除去。

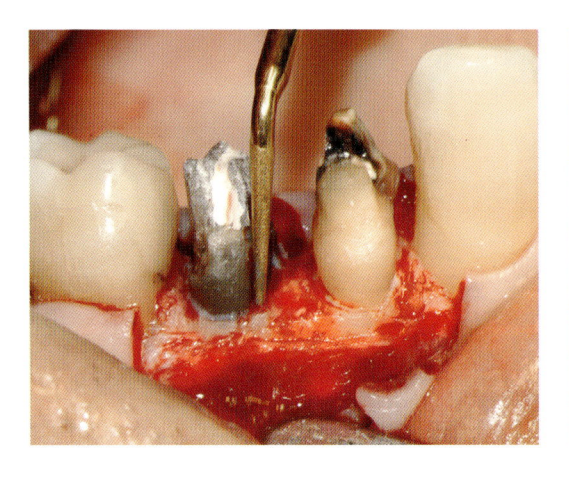

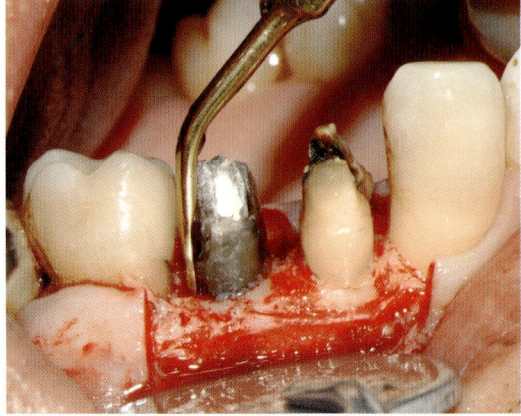

症例5-2-5 OP5チップを用いた歯根セメント質の清掃。

症例5-2-6 OP3チップを用いた歯根周囲の骨切除および骨成形。

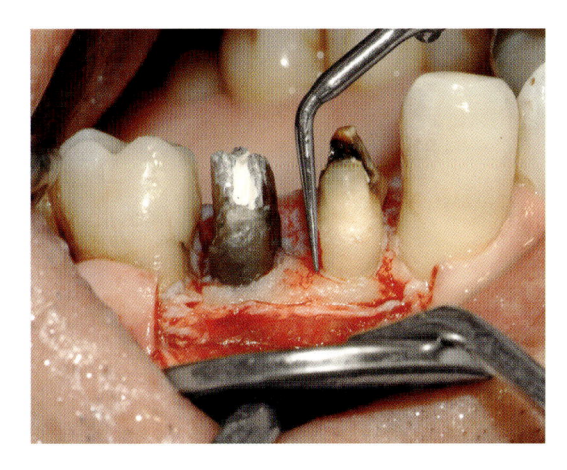

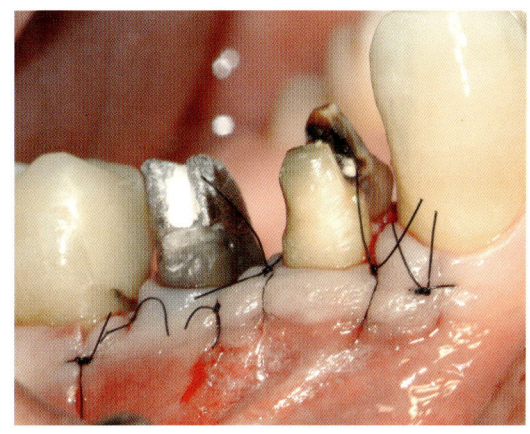

5.2 ピエゾサージェリーを用いた外科プロトコール

症例5-2-7　PP1チップを用いた根面の滑沢化および骨鋭縁の除去。

症例5-2-8　フラップを根尖側へ移動して結節縫合にて縫合。

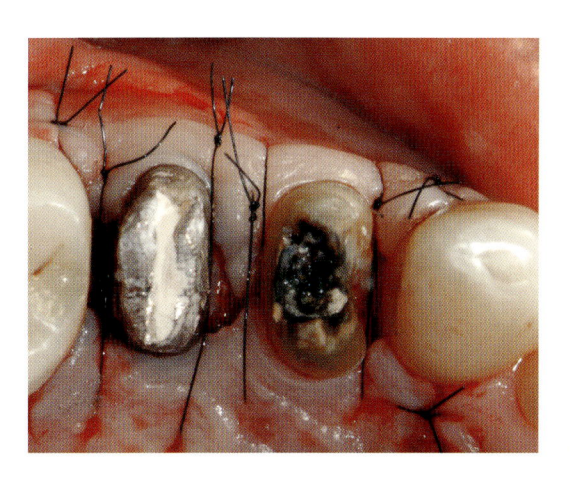

症例5-2-9　咬合面観。

歯槽堤拡大術

直径4mmのインプラントを埋入する歯槽堤の最小幅径は、少なくとも頬側および舌側骨に1mmの幅を得るために6mm必要である。

欠損部の幅が6mmより少ないときは、従来法でインプラントを埋入することは不可能である。その際、歯槽堤拡大術または再生術を用いる必要がある。

それぞれの症例に適した方法は、歯槽堤の質および形態を慎重に評価した後に選択するべきである。このために、詳細な術前診査が必要である。

6.1　外科術式

水平骨切り

水平骨切りは欠損部歯槽頂に行う。これは最後方天然歯の歯根膜から約1mmの位置より始め、最後方インプラント予定部位の遠心8〜10mmまで延ばす。

骨切り深度は埋入されるインプラントの長さとおおよそ同程度にする[65]。

骨切りは0.55mmのOT7チップを用いて行われる。

Mectron-Piezosurgery®を用いた経験のある外科医は、より薄く、より効果的な0.35mmのOT7Sチップを用いることができる。

垂直骨切り

減張のための垂直骨切りの目的は、骨密度が高い場合の拡大を可能にすることである。骨切りは水平骨切りの近心端に行い、臨床症例によって必要であれば、遠心端にも行う。

頬側皮質骨の破折を防ぐため、根尖側において拡大の動きによる蝶番効果を起こす目的で垂直骨切りを可能なかぎり延ばすことが推奨される。

この骨切りもまた、海綿骨内に2、3mmの深さまで入れる必要がある。

筆者が推奨するチップは、骨切りの幅と精度からOT7Sである（図B、70ページ）。

パイロット骨形成

各インプラント窩におけるパイロット骨形成は、OP5チップまたはIM1チップを用いて行う。これらのチップは円錐形状で微粒子ダイヤモンドコート表面であるため、薄い歯槽堤においても非常に効果的かつ正確に骨穿孔できる。これらのチップで形成される孔の直径はOP5で1.2mm、IM1で2mmである（図C、70ページ）。

一次拡大

OP5チップまたはIM2チップで形成した孔に拡大スクリューを即時に挿入する。

スクリューの最大直径は2.5mmで、頬側スペースを約1mm拡大する（図D、70ページ）。

インプラント窩のディファレンシャルパイロット骨形成の拡大

舌側皮質骨、頬側皮質骨も必要に応じて、直径約2.4mmのダイヤモンドコートのシリンダー型チップOT4をパイロット骨形成の内側へ使用して削合する。

筆者が開発したこの術式を、インプラント窩のディファレンシャル・プレパレーションと呼ぶ。

インプラント窩のディファレンシャル・プレパレーションによって、特に4～5mmの歯槽堤の場合、拡大量を減らすことができる。

二次拡大

直径約3mmのパイロット骨形成を行った後、二番目として3.5mmのエキスパンダーを挿入することで、ディファレンシャル・プレパレーションにより拡大は合計1.5mmだけにできる。

インプラント埋入

最終的に、直径4mmの円錐型インプラントが埋入され、さらに0.5mm拡大される。

従来の方法では4mm必要であったところが、インプラント埋入により、最終合計拡大量は約2mmとなる。

この術式は低侵襲外科処置を可能にし、かつインプラント周囲に頬舌側約1mmの骨幅がある、6mmの標準的な骨幅を獲得できる（図E、70ページ）。

表6-1 歯槽堤拡大術においてMectron-Piezosurgery®を使用することの臨床的利点

外科術式	従来型器具の限界	ピエゾサージェリーを用いる利点
1．骨切り	マイクロモーターで動かすバーを用いた骨切り術は、侵襲が大きく、手術のコントロールが難しいため、歯槽堤拡大術も正確に行うことができない。 　もっとも小さいバーの幅は1.5mmであり、そのバーの刃の直径により深さに限界がある。 　垂直骨切りは侵襲が大きく、歯槽骨を損傷せずに行うことは難しい。遠心歯周組織との適切な歯間距離をとってインプラントを埋入することは不可能である。 　結果的に、従来の器具の特性から、歯槽堤拡大術を行うには限界がある。	超音波テクニックの侵襲は最小限ですむ。正確で早く、すぐれた術中コントロールを保証する。垂直骨切りにOT7チップを使用したときの骨切り幅は0.60mm、そしてさらにOT7Sチップを使用したときは0.40mmまで減少する。 　臨床的に必要とされる深さの骨切りができる。 　筆者らが開発したピエゾを用いた骨手術は、その形態と骨質が厳しいために、他の器具では不可能であった歯槽堤拡大術の症例報告を載せた文献として最初に発表された[64]。
2．パイロット骨形成	ラウンドバーは、手指でかなりの圧力を加えることによって、皮質骨を穿孔させる。このため歯槽堤が薄い場合は術中のコントロールを悪くする。その結果、骨に容易に損傷を与えてしまう。	OP5チップまたはIM1チップでは、歯槽堤が非常に薄い場合でも高い精度が得られる。これは有用であり、歯槽骨内約10mmの深さまで到達することができる。
3．インプラント窩のディファレンシャル・プレパレーション	従来の器具では不可能。	ダイヤモンドコートOT4チップを使用することにより、必要な拡大量を減らすためのパイロット骨切りを拡大することができる。4mmの歯槽堤に直径4mmのインプラントを埋入するためには、2mmの拡大のみ必要である。この術式により組織治癒が早まり、また海綿骨の密度が高いために弾性が低い症例を扱うことができるようになった。

70　　　**6**　歯槽堤拡大術

A：フラップの挙上後（頬側は部分層弁、舌側は全層弁）。歯槽骨測定のために歯周プローブを使用。骨幅は4mmである。

B：マイクロソーチップ（Mectron-Piezosurgery® OT7）を用い、最後方の天然歯より1mm遠心から水平骨切りを行った。頬側皮質骨の切断は、外側からはMectron-Piezosurgery® OT7Sチップを用い、内側からはOP5チップを用いて行う。

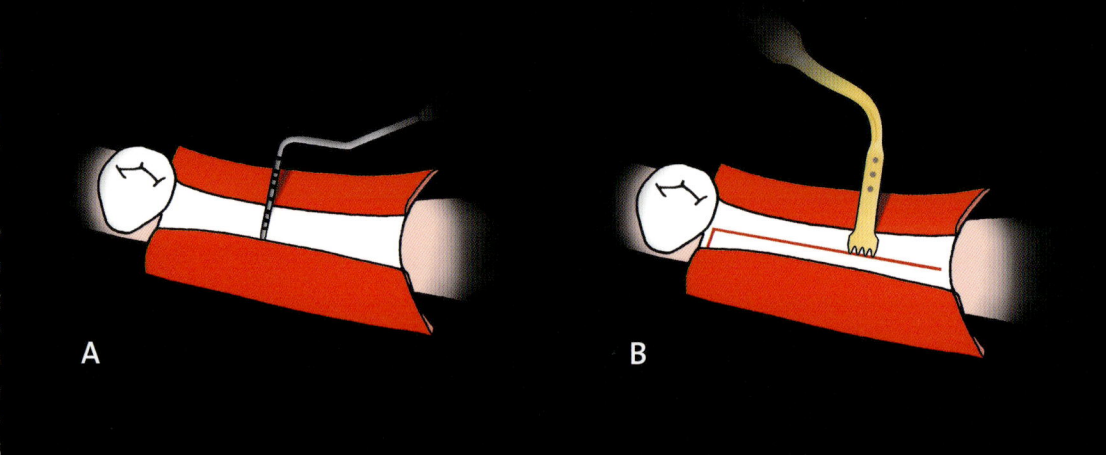

C：7.5mm間隔で、円錐形ダイヤモンドコートMectron-Piezosurgery® OP5チップあるいはIM1チップを用いて最初の孔を形成する。

D：1番のエキスパンダーを用いて、頬側皮質骨を舌側皮質骨から1mm拡大する。

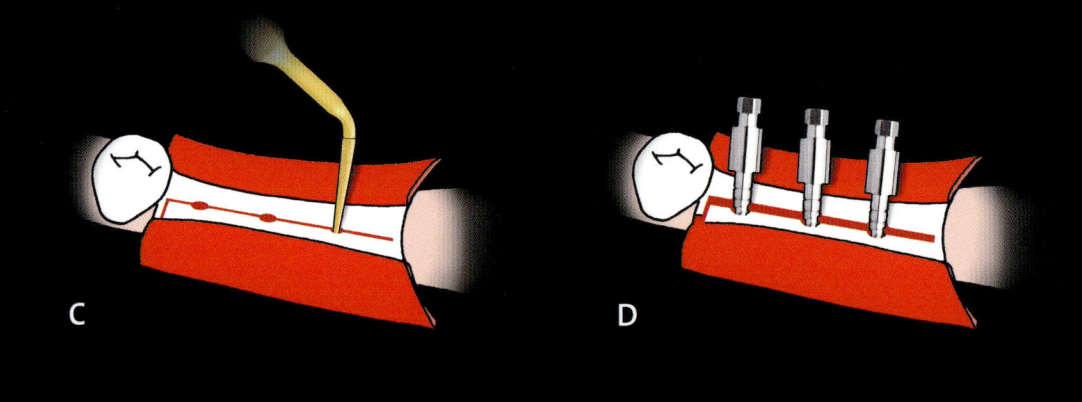

E：2.4mmシリンダー型ダイヤモンドコートチップ（Mectron-Piezosurgery® OT4）でディファレンシャル・プレパレーションを行う。この処置は、舌側皮質骨の内側面を削合して行う。

F：インプラント埋入後、約2mmの拡大がみられる。拡大された歯槽骨は約6mmであり、頬側および舌側皮質骨は約1mmの厚さである。

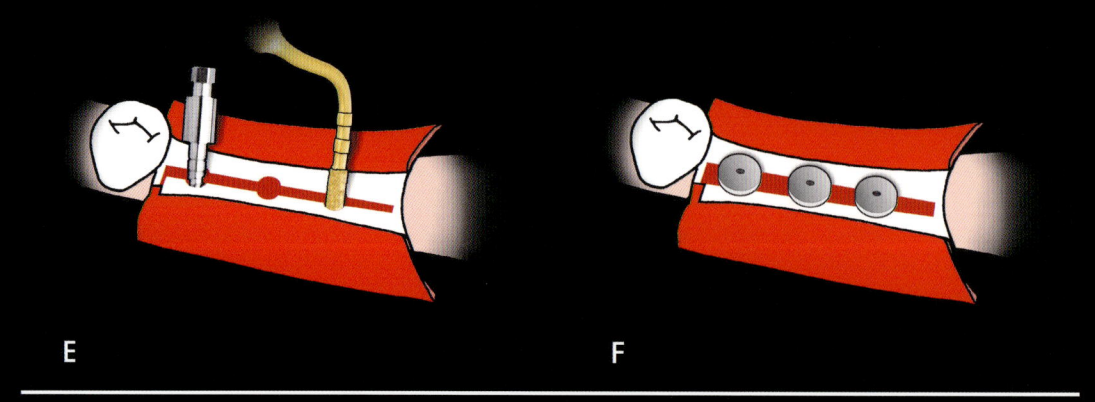

症例6-1

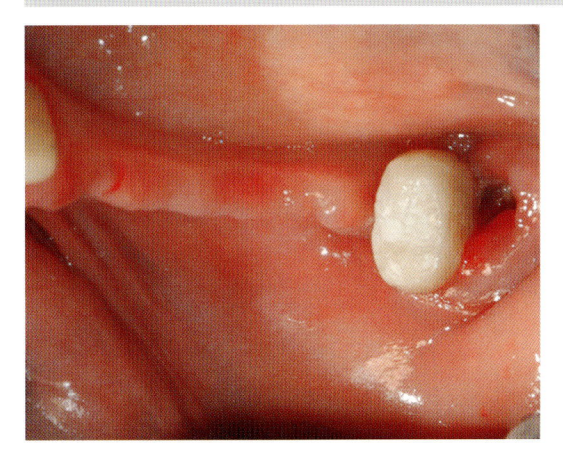

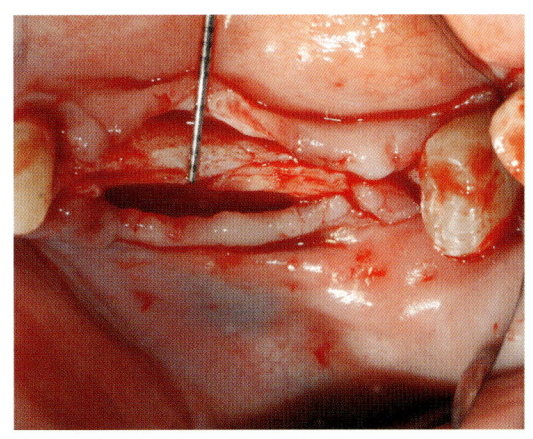

症例6-1-1　修復することはできないが、インプラントのインテグレーションを待つ間の暫間ブリッジに利用できる天然歯が遠心に残っている下顎臼歯部欠損。

症例6-1-2　フラップ挙上後の歯槽頂の幅は3mmである。

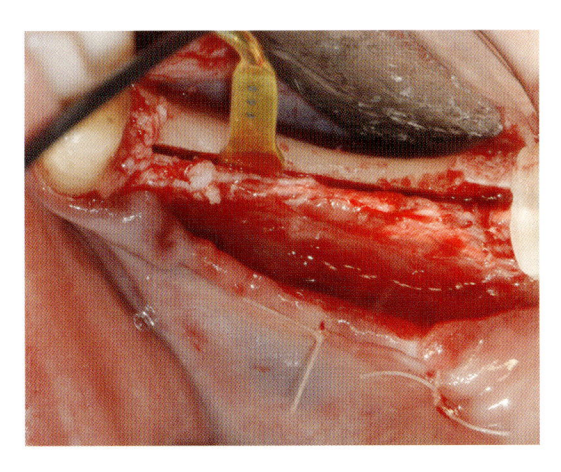

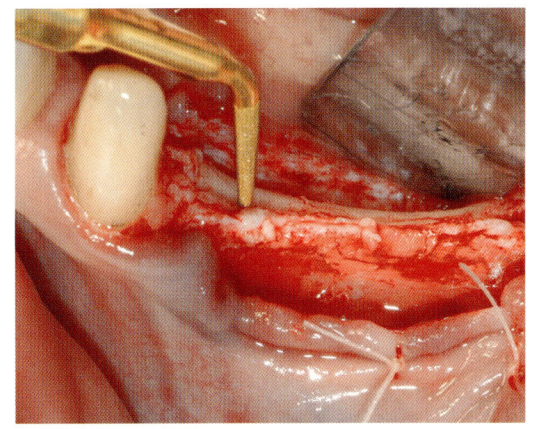

症例6-1-3　OT7チップを用いて歯槽骨頂に水平骨切りを行う。頬側骨膜が温存されていることに注目。

症例6-1-4　OP5チップを用いてインプラント窩の形成を開始する。

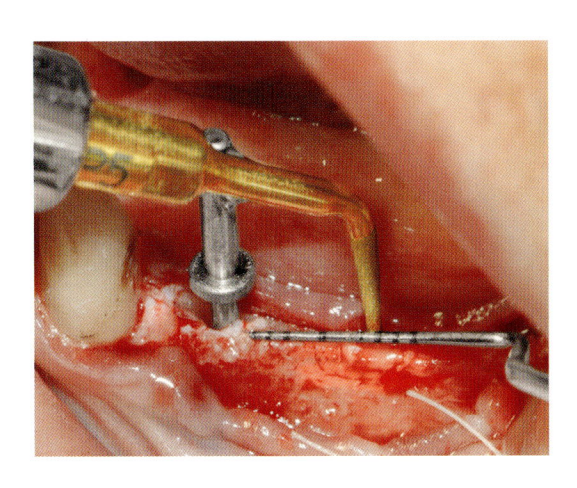

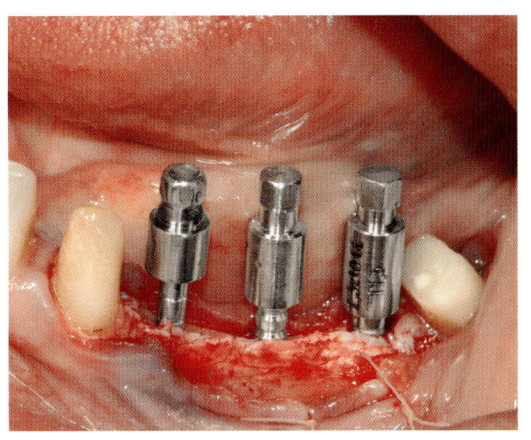

症例6-1-5　2本目のインプラントの最初のパイロット骨形成は、1本目のピンを立てた後で行う。

症例6-1-6　最初のパイロット骨形成時に立てた1番エキスパンダー（最大径2.5mm）。

症例6-1-7　1番エキスパンダーを除去した後、IM2チップを用いる。

症例6-1-8　舌側皮質骨頂部のインプラント窩内側のディファレンシャル・プレパレーションにはOT4チップを用いる。

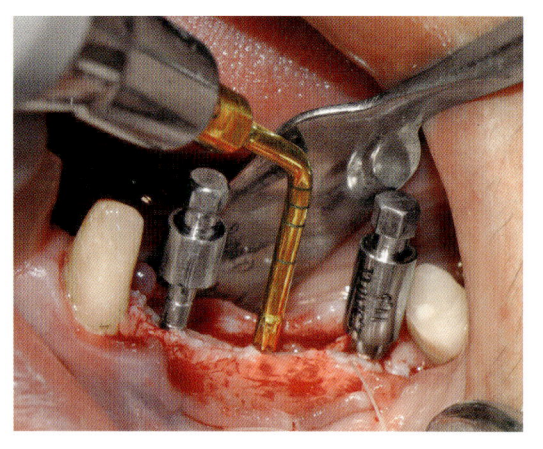

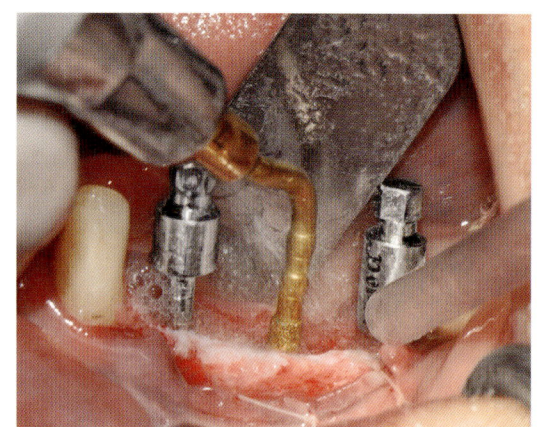

症例6-1-9　続いて、直径3.5mmの2番エキスパンダーを挿入する。

症例6-1-10　中央のインプラント窩の拡大、咬合面観。

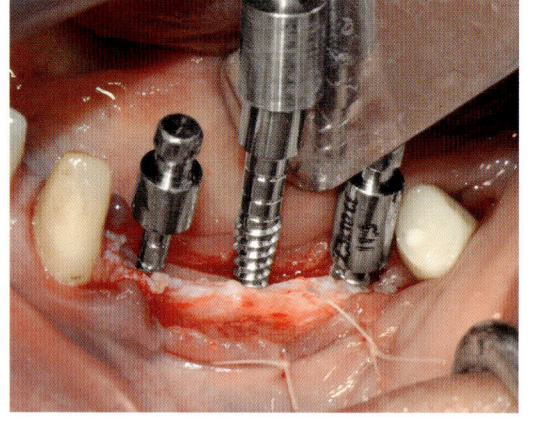

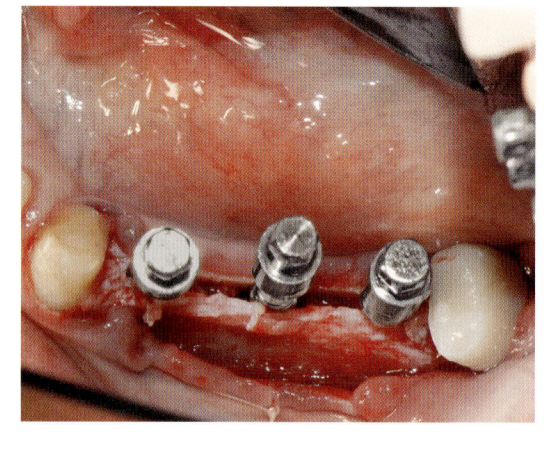

症例6-1-11　近心インプラント窩から直径2.5mmのエキスパンダーを除去する。

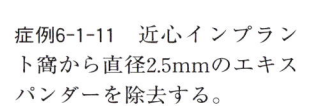

症例6-1-12　近心インプラント窩の舌側皮質骨内部のディファレンシャル・プレパレーションを行う。

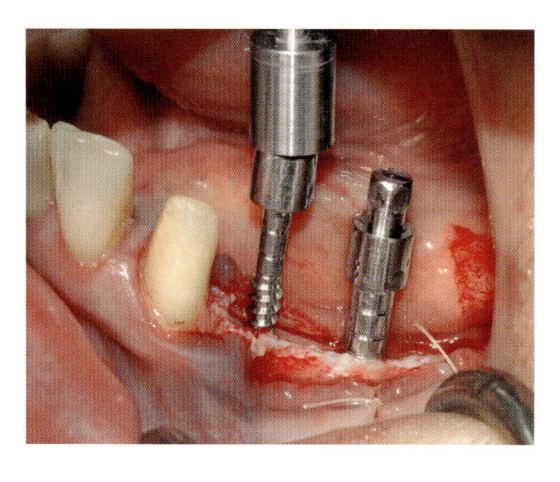

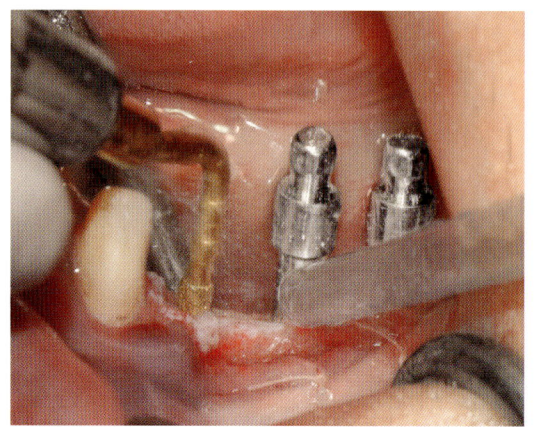

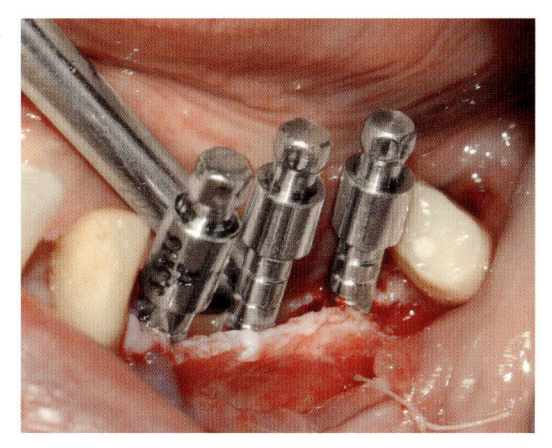

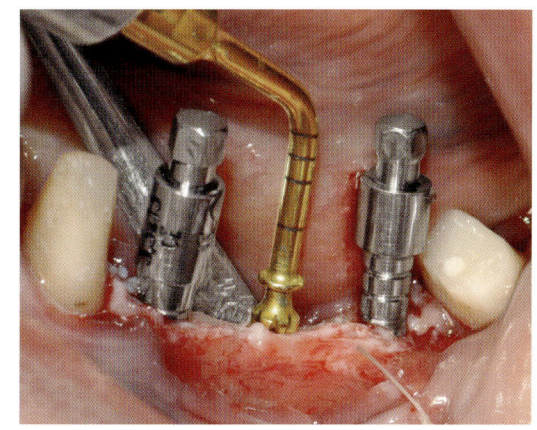

症例6-1-13　3.5mmのエキスパンダーを立てることによって、近心窩の拡大も完了する。

症例6-1-14　IM3チップを用いて形成を完了する。

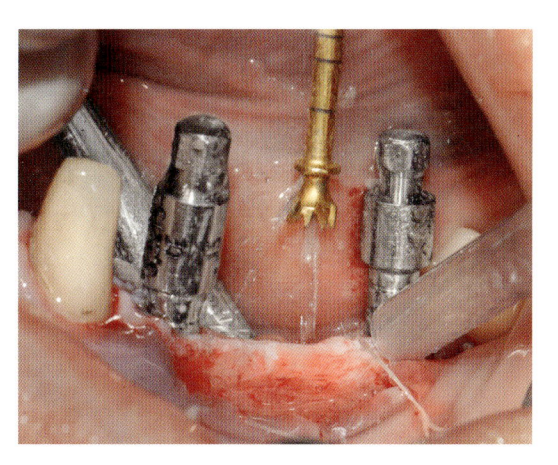

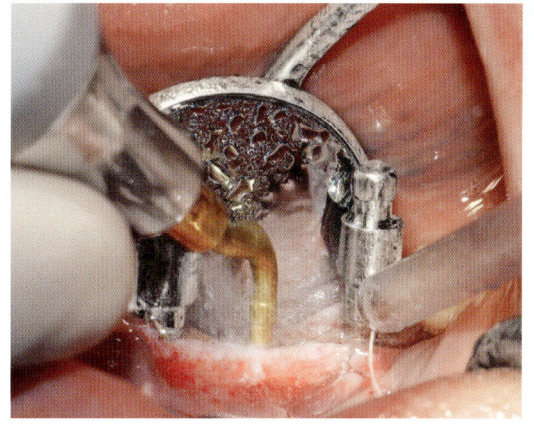

症例6-1-15　海綿骨片を取り除くことができる、チップの2ヵ所からの注水に注目。

症例6-1-16　微小な機械的振動によって多孔性の表面を削合する。これはキャビテーションのおかげで完璧にきれいになる。さらに、超音波は細胞分裂を活性化できると考えられる。

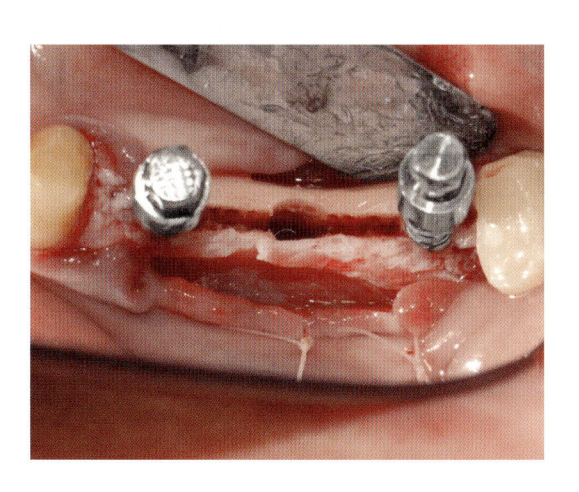

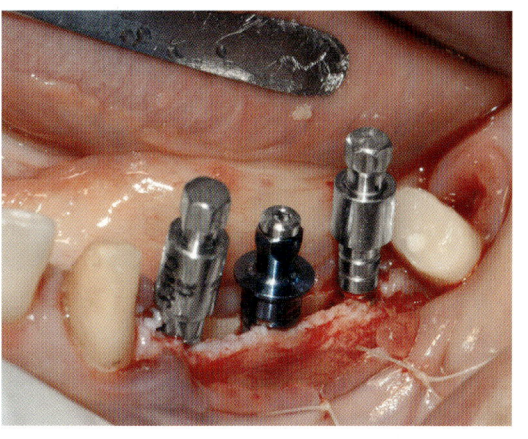

症例6-1-17　インプラント窩の形成が完了；ディファレンシャル・プレパレーションの結果、頬側皮質骨が三日月形になっている。これによって、頬側皮質骨（より薄い）と舌側皮質骨（より厚い）の間の空間を減らすことができる。

症例6-1-18　直径4mmの円錐型インプラントの埋入によって拡大が終了する。

6 歯槽堤拡大術

症例6-1-19 中央のインプラント埋入後の拡大状態、咬合面観。

症例6-1-20 3本のインプラント埋入によって拡大が完了する。

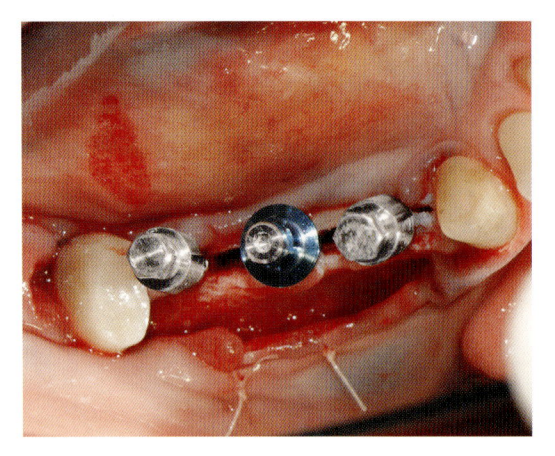

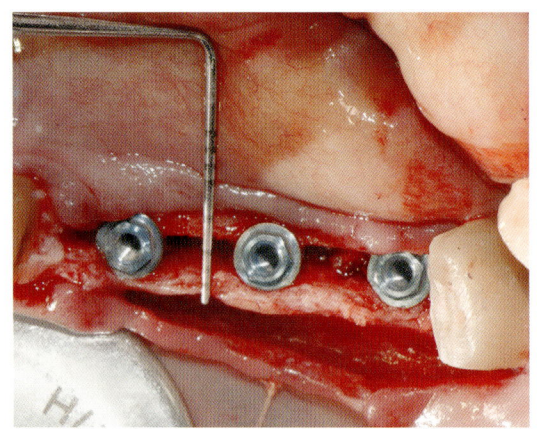

症例6-1-21 ディファレンシャル・プレパレーションによって2枚の皮質骨が約2mm分離できている状態に注目。

症例6-1-22 コラーゲンスポンジの填入。

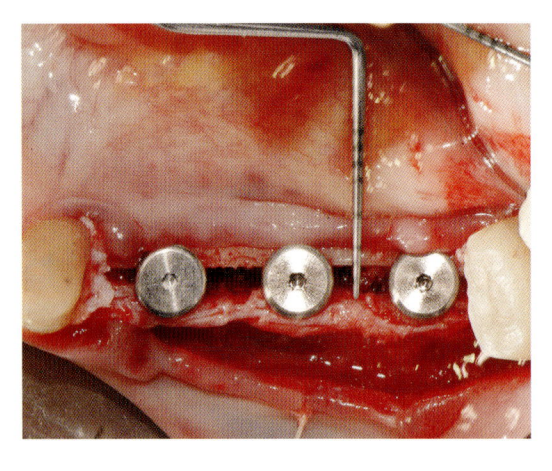

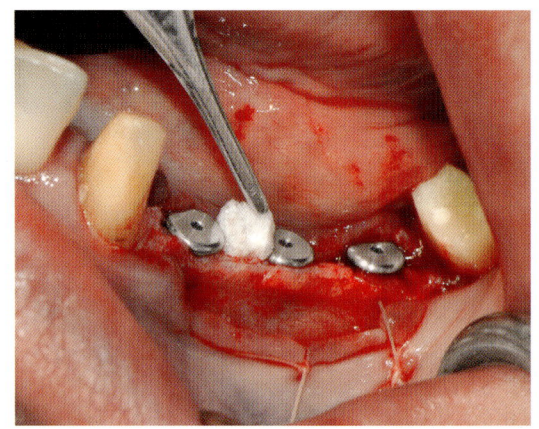

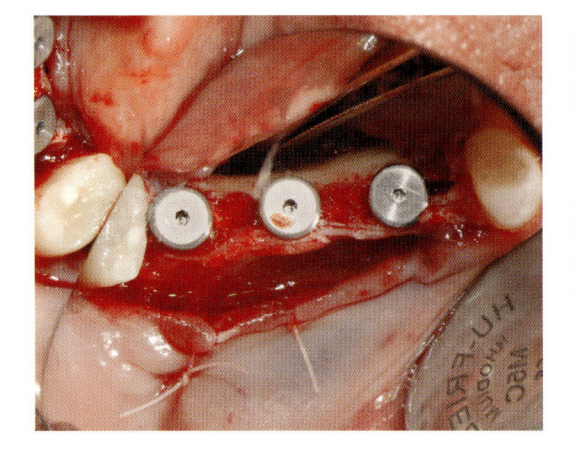

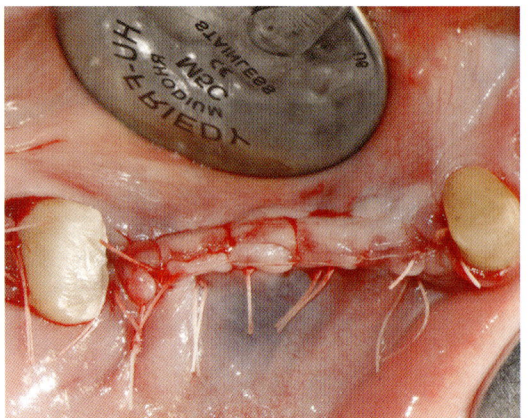

症例6-1-23 最終結果：適切な補綴的位置にあるインプラント（オッセオインテグレーション後、遠心の歯は抜歯する。）

症例6-1-24 縫合。

上顎洞底挙上術

インプラントを目的とした上顎洞手術により、歯槽骨の高さが十分でない場合にも上顎臼歯部へのインプラント埋入が可能になる。

上顎洞粘膜の挙上を可能にする開洞骨切りは、頬側アプローチあるいは歯槽頂アプローチで行うことができる。

Robert Summersによって提唱された歯槽頂アプローチは、オステオトームを用いて行い、その後ハンマーで槌打するものである。この術式は骨が軟らかい場合には、もっとも効果的である。しかし、歯槽頂の骨の石灰化度が高い場合には、手用器具を用いると侵襲が大きく、それほど効果が得られない。

石灰化している歯槽頂には、専用にデザインされたMectron-Piezosurgery®ダイヤモンドコートチップを用いて歯槽頂の形成を行い、粘膜を挙上する。この術式は、歯槽骨を切削するために微小振動を用い、バイオガラスの填入には生理食塩水のキャビテーション効果を利用したうえで、粘膜を挙上する。

術中、洞粘膜が傷ついていないことを確認できないため、筆者はこれをすぐれた術者にしか行えないテクニックであると考えている。すなわち、この方法の成功は、手術を行う医師の能力と経験に依存するところが大きい。

筆者は、頬側アプローチが唯一予知性の高い術式であると考えている。なぜならば、手術を行っている間、術者はシュナイダー膜が損傷されていないことを常時確認することができるからである。加えて、上顎洞側壁の開洞は、既存の歯槽頂の形態に関係なく行うことができる。さらに、粘膜が損傷されていないことを確認したときにだけ移植材料を填入できる。これにより、合併症と失敗を防ぐことができる。

頬側アプローチによる上顎洞底挙上術においてMectron-Piezosurgery®を用いることは、手術全体を通して有用である。

7.1　外科術式

外科術式は五段階に分けられる。

- **第一段階：上顎洞の頬側壁を薄くする骨成形**

　OP3骨成形チップを用いて、上顎洞のより暗い部分が見えるようになるまで頬側骨の厚みを減らす。これにより、上顎洞の正確な位置がわかる。粘膜が付着している薄い骨壁は残しておくことが推奨される。

　壁は約0.5mmの厚さに処置する。

　薄くする操作に伴い骨削片が生じるが、これは後で移植材として利用できる。

- **第二段階：骨窓の骨切り**

　骨壁の厚みが1mm未満になったら、OT1ダイヤモンドコートチップを用いた切削操作によって、骨窓の外形に沿って骨切りを行う。

　上顎洞底の長さを把握し、手術をより早くするために、骨窓の理想的な形は楕円形である。そのようなわけで、角のある長方形の窓は形成しない。

　骨窓の大きさは高さ約5〜6mmであり、幅は予定されているインプラントの本数による。

　骨切りはOT1ダイヤモンドコートチップの垂直部分を利用して行われる。

　このようにして、上顎洞粘膜の色が透ける部分の骨を切削し、窓の外形とする。

　正確に手術を行うためには、骨を削除しすぎずきれいに骨切りすることが重要である。

- **第三段階：上顎洞粘膜の剥離**

　筆者の考える上顎洞粘膜の剥離は、挙上を容易にするために粘膜の緊張を取り除くことが目的である。粘膜を約2mm剥離するために、先の鈍な逆円錐形の専用チップ（EL1）を用い、これを骨窓の内側縁に沿って動かす。

- **第四段階：上顎洞粘膜の挙上**

　第三段階の後、粘膜の可動性が得られたら、筆者は通常鋭利な手用剥離子を用いて挙上を行う。Mectron-Piezosurgery® EL2、EL3、OP3チップを用いることによって、洞底部に付着している粘膜を容易に挙上できる。

- **第五段階：インプラント窩の形成**

　Mectron-Piezosurgery®を用いたインプラント窩の形成は、残っている歯槽骨が非常に薄い場合でも可能である。使用されるチップは、インプラントキットに入っているもの（IM1、IM2、OT4、IM3）である。

表7-1 上顎洞底挙上術においてMectron-Piezosurgery®を使用することの臨床的利点

外科術式	従来型器具の限界	ピエゾサージェリーを用いる利点
1．骨成形および骨削片の収集	不可能。	骨を薄くしていく骨成形には2つの臨床的利点がある。第一に、骨壁を薄くすることにより、歯槽骨よりも暗色の上顎洞の位置を正確に把握することができるようになる。第二の利点は、移植材に加える骨削片を集めることができることである。
2．骨窓の骨切り***	骨を削合している間にバーが粘膜に到達する。 バーが偶発的に粘膜に接触した場合、かんたんに穿孔する。文献的には、バーを用いたときの平均穿孔率は30％である。	選択的な切削を特徴とするMectron-Piezosurgery®のダイヤモンドコートチップは、接触する粘膜を穿孔することなく、全層に及ぶ骨切りを行える。文献的に、Mectron-Piezosurgery®を用いたときの平均穿孔率は7％である。この値は、学習曲線を含んでいる[65, 80]。 さらに、骨窓の位置と形状は、上顎洞の解剖学的形態に対して理想的である。
3．上顎洞粘膜の剥離	この操作を行う器具はない。	先の鈍な逆円錐形の特殊なチップを用いることによって、骨窓辺縁部の粘膜を剥離することができる。この剥離によって膜の緊張が取り除かれ、緩くなってこの後行う挙上で手用器具が使用しやすい[74, 75]。

外科術式	従来型器具の限界	ピエゾサージェリーを用いる利点
4．インプラント窩の形成	残存歯槽堤に最低 4 mm の高さと十分な幅があれば、ツイストドリルを用いてインプラント窩を形成することが可能である。もしそれより少なければ、インプラントの十分な初期固定を得ることが難しく、歯槽骨が骨折する可能性がある。	Mectron-Piezosurgery®を用いた微小振動に基づくインプラント窩の形成では、いかなる解剖学的形態でも歯槽骨骨折を避けつつ改善が行え、残された歯槽骨が 2、3 mm であっても、十分な初期固定を得られる。この特性は非常に重要である。なぜなら、上顎の重度萎縮の多くを 1 回の手術で解決することができるようになるからである。

***文献では、上顎洞手術のためにバーで行った上顎側壁の骨切りが、術者によって結果的に14％〜15％の症例でシュナイダー膜を穿孔している経緯が明らかにされている[8, 58, 59, 80]。

Mectron-Piezosurgery®を用いることによって、術者の能力によって 0 ％〜23％の幅はあるが、この割合はかなり低下する[3]。

ニューヨーク大学で出版された最近の論文では、筆者は同じ術者がバーを用いた場合30％であるのと比較して、Mectron-Piezosurgery®を用いた一連の100症例における穿孔の割合は 7 ％に低下していることを示した[80]。

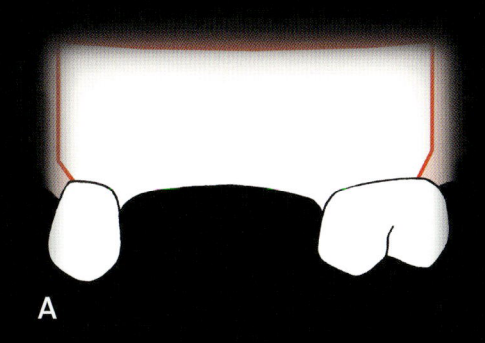

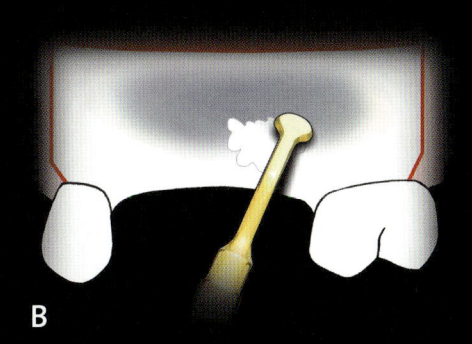

A：全層弁の挙上：上顎洞側方骨壁を白色で示す。

B：薄くするための骨成形：OP3チップを用いて、上顎洞を示す暗い色が見えてくるまで厚みを減らす。

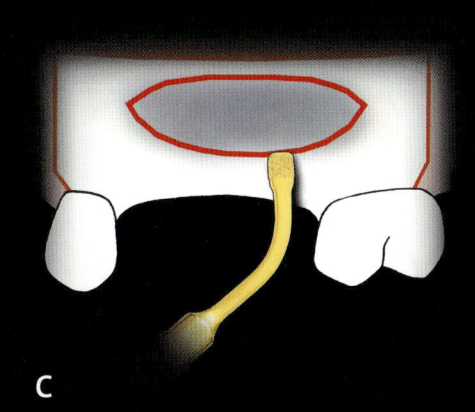

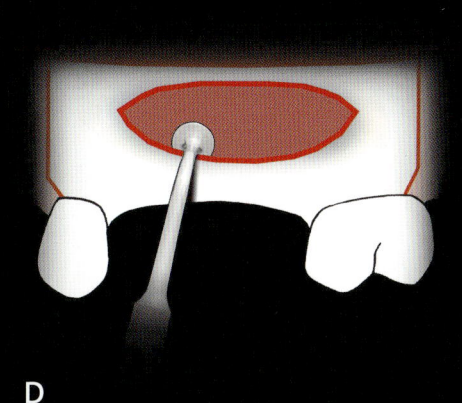

C：開洞骨切り：骨窓形態の外形を描くために、OT1ダイヤモンドコートされたチップを用いる。続いて、チップの垂直部分の摩擦を利用することによって、骨窓骨切りを行う。シュナイダー膜の露出部分は、骨窓の赤い色と一致する。楕円形が理想的である。骨窓はその後、シュナイダー膜から慎重に遊離させる。

D：EL1チップを用いた膜の剥離：骨窓の内周に沿って約2mm外側に洞粘膜を剥離する。

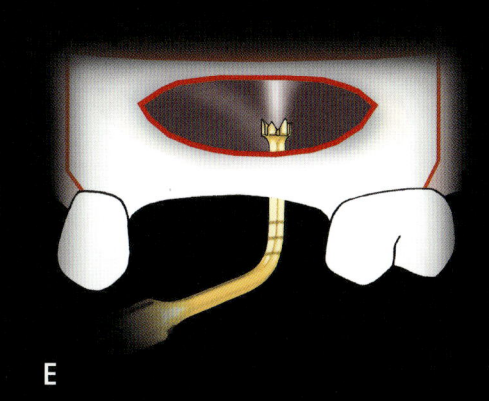

E：シュナイダー膜を手用にて挙上し、コラーゲンメンブレンおよびスポンジでこれを保護した後、適切なチップ（IM1-IM2-OT4-IM3）を用いてインプラント窩を形成する。ピエゾサージェリーを用いた正確なインプラント窩の形成によって、既存歯槽骨が2～3mmであっても十分な初期固定を得ることができる。

症例7-1

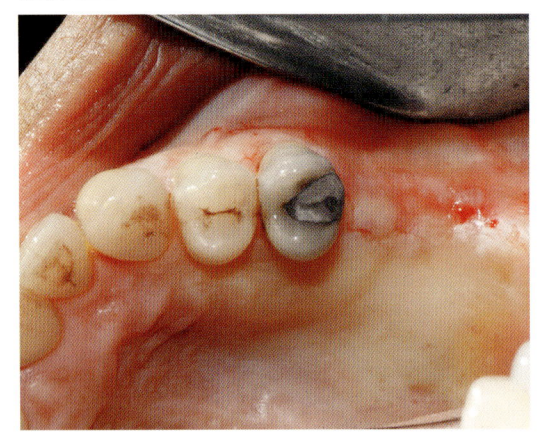

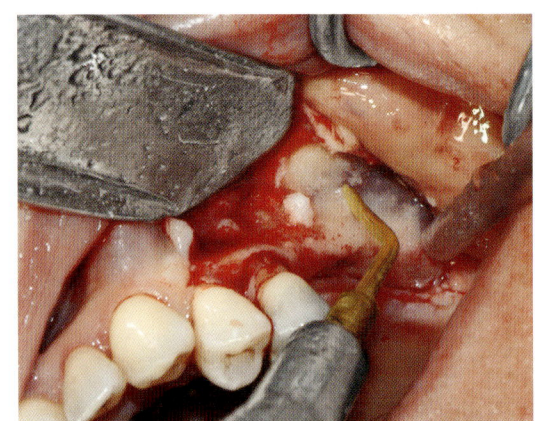

症例7-1-1　上顎左側大臼歯部欠損。

症例7-1-2　OP3チップを用いて行う骨成形で、上顎洞側壁の厚みを1mmより薄くする。回収した骨削片はこの後、移植に利用する。

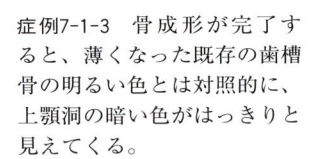

症例7-1-3　骨成形が完了すると、薄くなった既存の歯槽骨の明るい色とは対照的に、上顎洞の暗い色がはっきりと見えてくる。

症例7-1-4　OT1チップの内側縁を用いて切削操作を開始する。

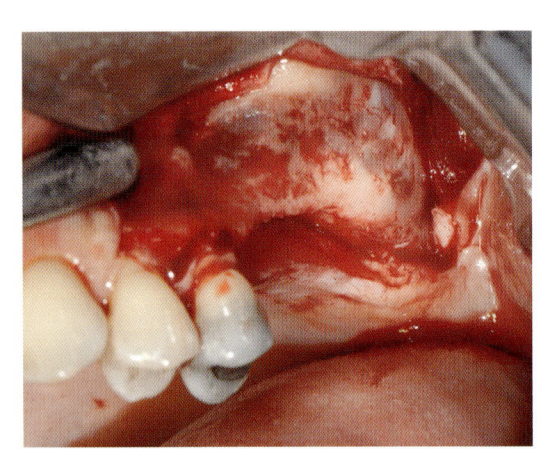

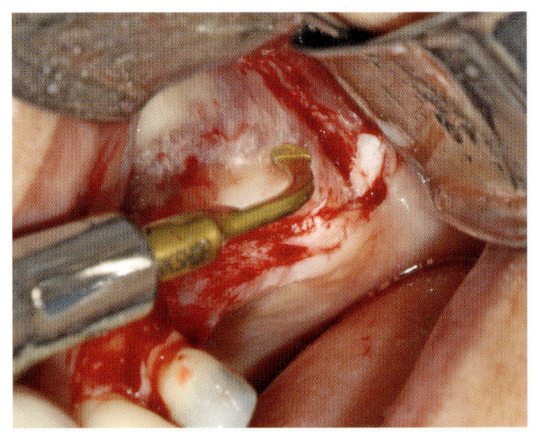

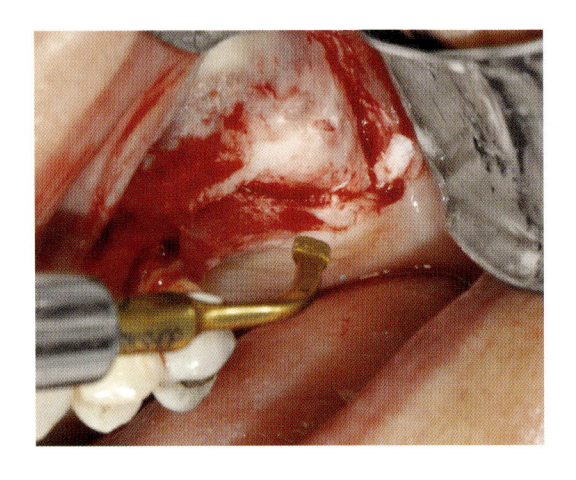

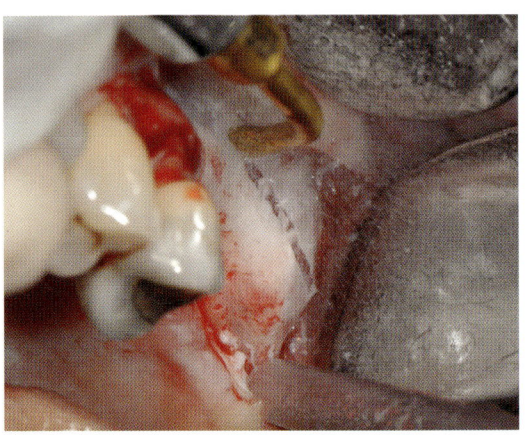

症例7-1-5　最初の骨切り。

症例7-1-6　OT1チップで骨壁の全層を切削する。

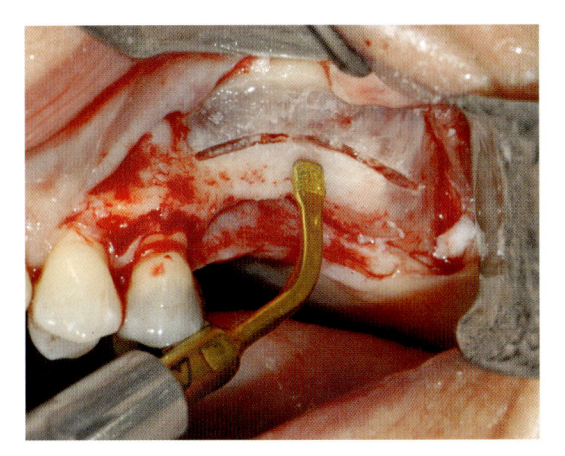

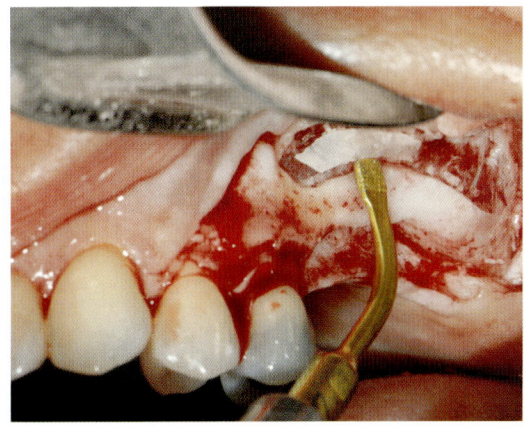

症例7-1-7　OT1チップで行う骨切りで、上顎洞の形態を反映する骨切り線を定める。

症例7-1-8　骨切り完了後、骨窓を除去する。

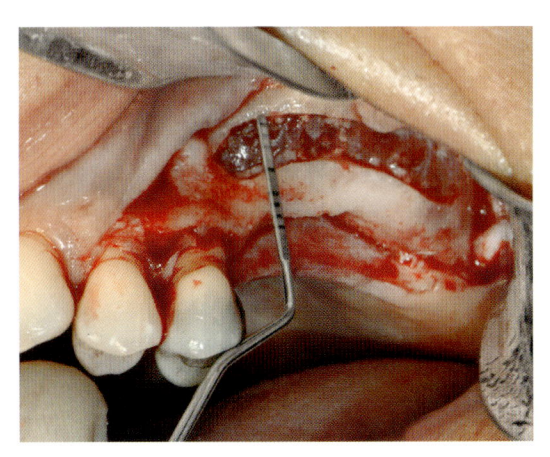

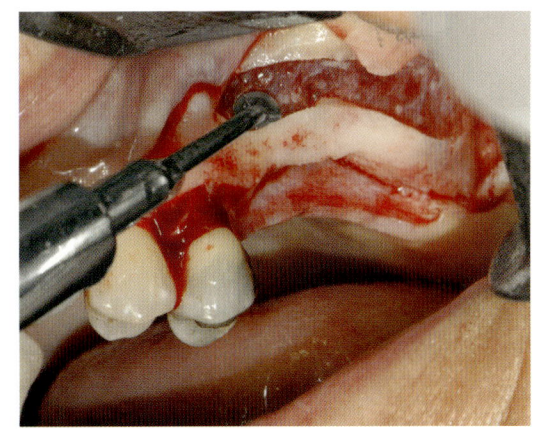

症例7-1-9　理想的には、完了した骨開窓部は高さ約5mmで、インプラントの位置との関係から可能なかぎり幅を広くとるべきである。

症例7-1-10　骨開窓部外形に沿って2mmの距離の洞粘膜の剥離を開始するためにEL1チップを用いる。

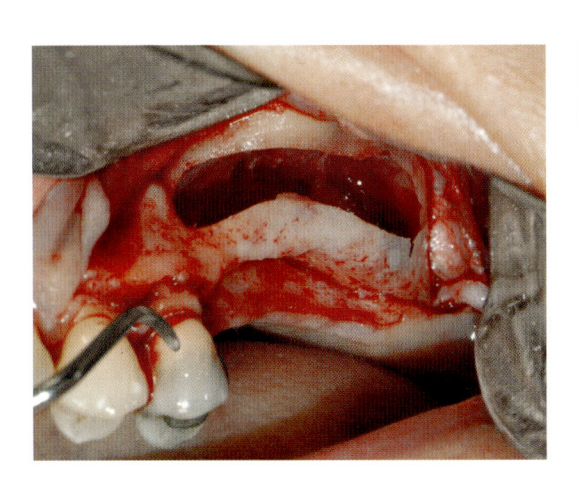

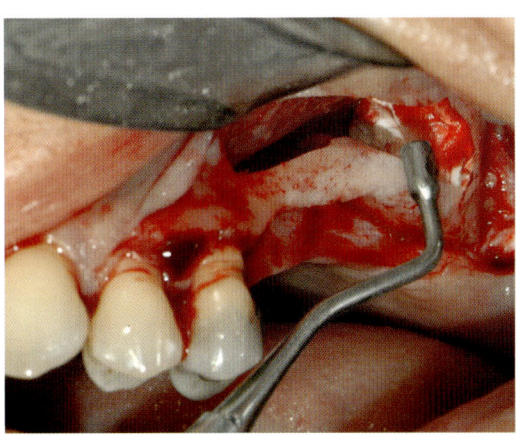

症例7-1-11　シュナイダー膜は手用エレベーターで挙上する。

症例7-1-12　インプラントを埋入しない上顎洞の遠心部には、骨移植量を減らすためにコラーゲンスポンジを移植する。

症例7-1-13 円錐状のダイヤモンドコートチップ（OP5/IM1）を用いて、インプラント窩の形成を開始する。

症例7-1-14 IM1チップあるいはIM2チップを用いて、パイロット骨形成を行う。

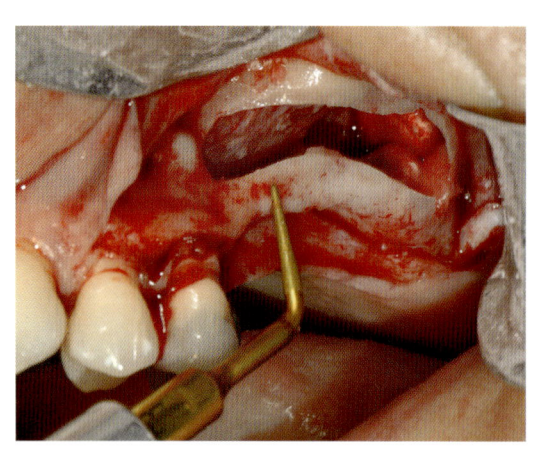

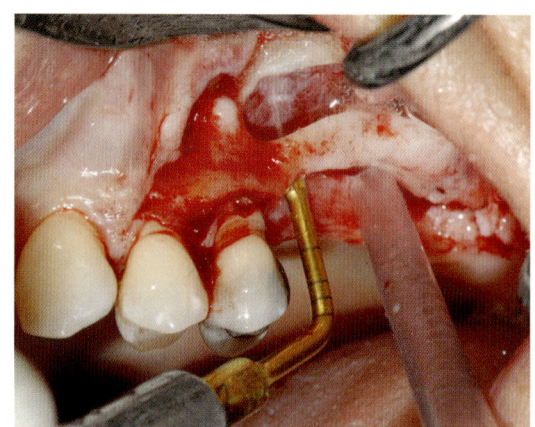

症例7-1-15 OT4チップを用いて、インプラントの軸を適正化するディファレンシャル・プレパレーションを行う。

症例7-1-16 経験豊富な外科医であれば、既存歯槽骨の幅が1mmであっても初期固定を得ることができる。

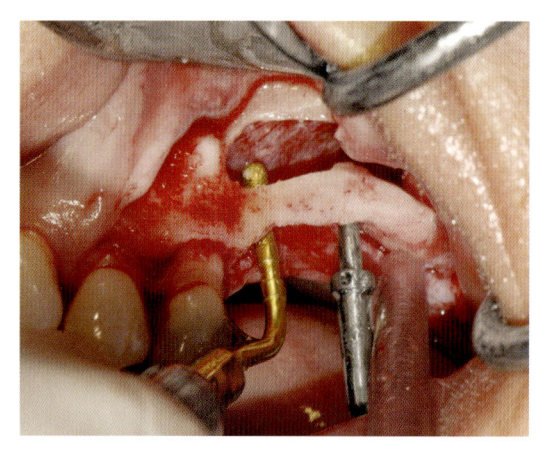

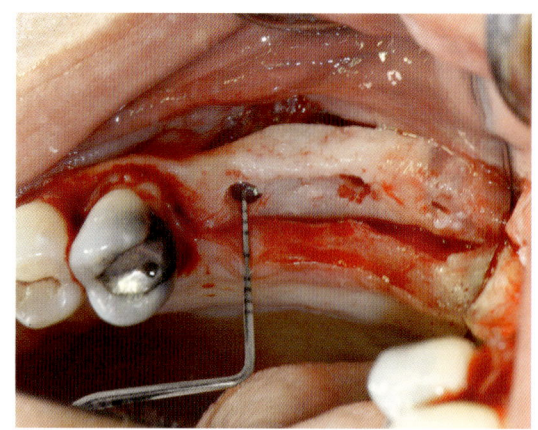

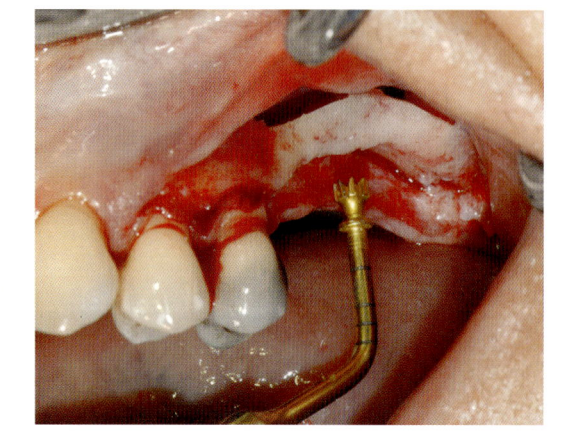

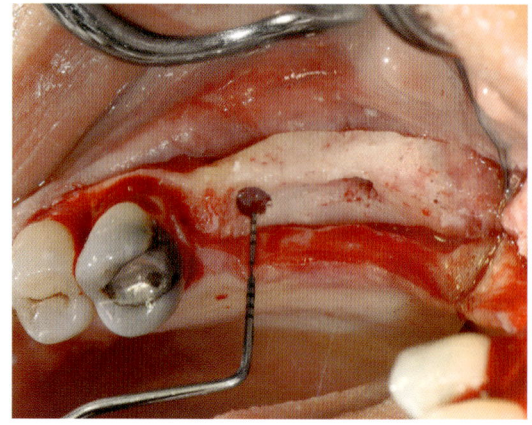

症例7-1-17 IM3チップを用いた最終形成。

症例7-1-18 インプラント窩形成の咬合面観。

7.1 外科術式

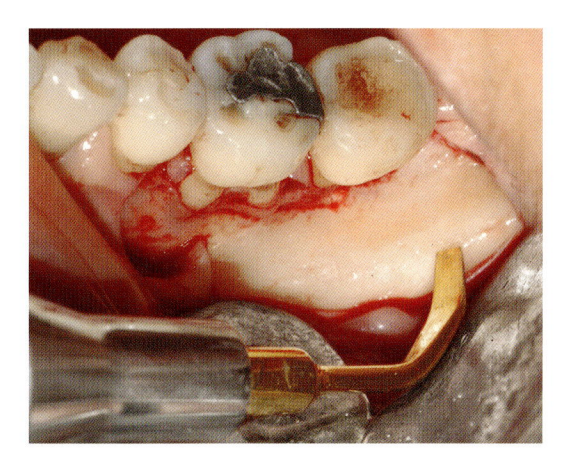

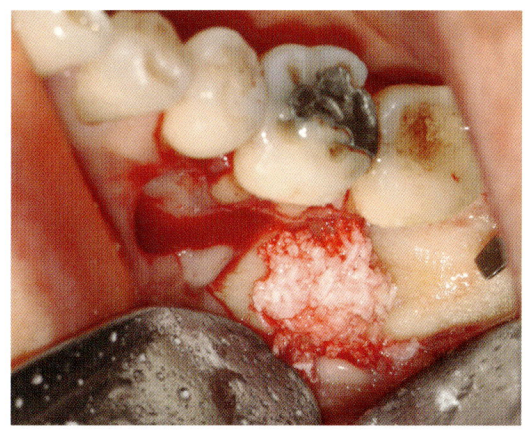

症例7-1-19 下顎臼歯部の供給部位：OP1チップ。

症例7-1-20 注水を最小レベルに調整し、採取する方向の反対側に吸引管を保持することによって、骨削片を採集する。

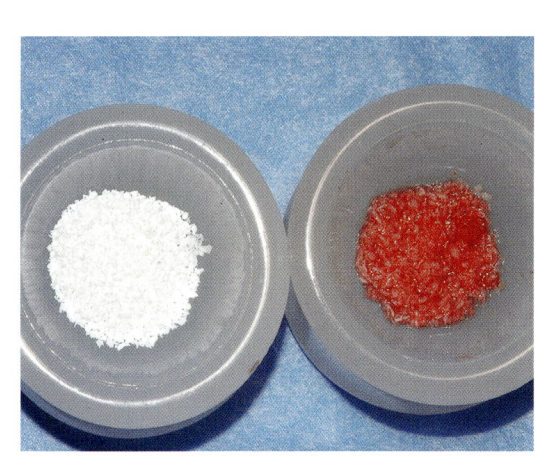

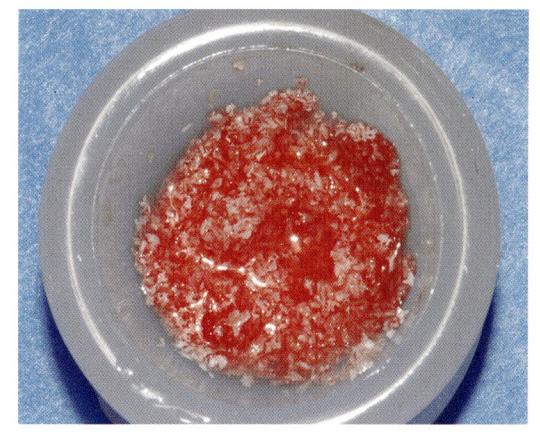

症例7-1-21 骨削片は容器の中に集め、後でウシハイドロキシアパタイトと混合する。

症例7-1-22 移植材の混合物の容積はは2.5ccである。

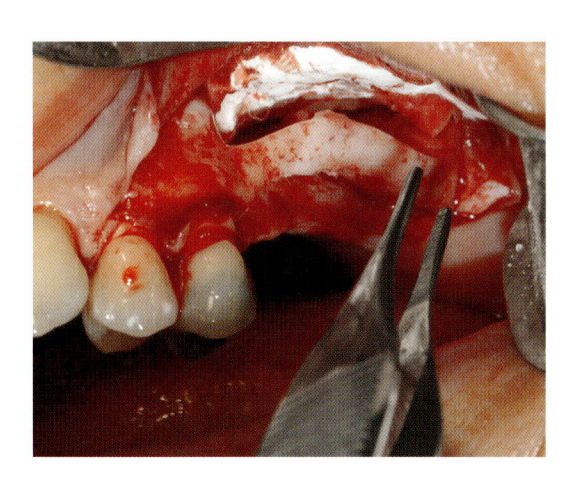

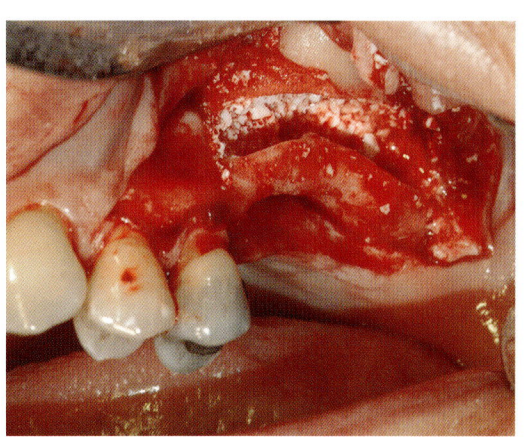

症例7-1-23 吸収性メンブレンを挿入してシュナイダー膜を被覆する。

症例7-1-24 吸収性メンブレンにより粗糙なウシハイドロキシアパタイトから洞粘膜を保護する。

7 上顎洞底挙上術

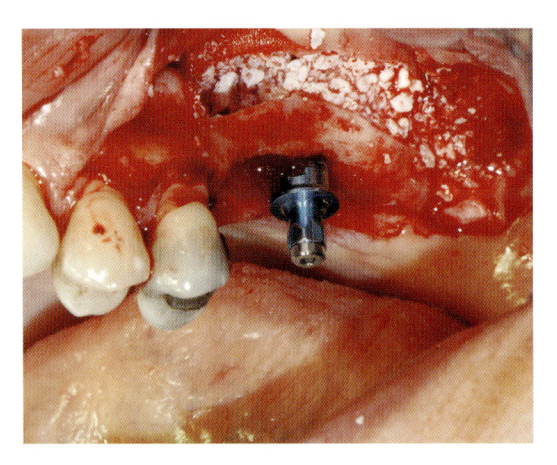

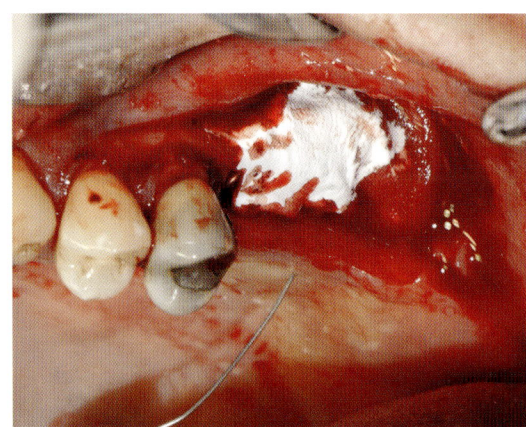

症例7-1-25　インプラントの埋入。

症例7-1-26　骨窓をコラーゲンメンブレンで被覆する。

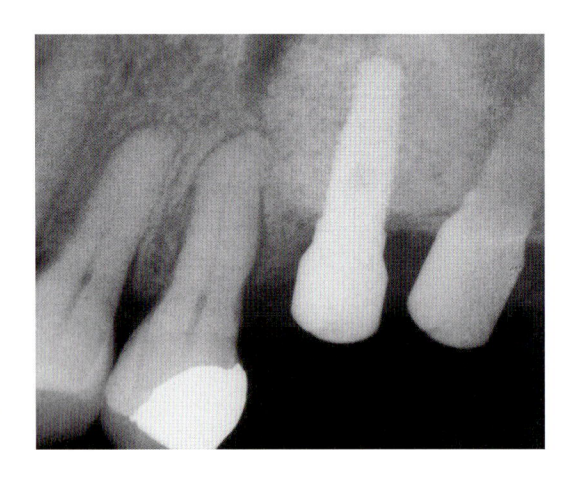

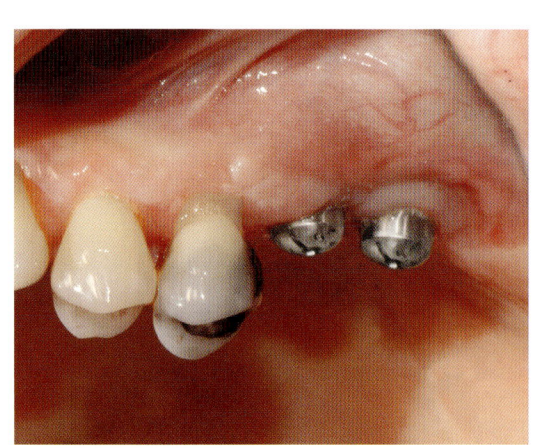

症例7-1-27　二次手術時のX線写真（6ヵ月後）。

症例7-1-28　頬側移動術後の歯肉の治癒状態。

骨移植

8

歯科用インプラントを用いて修復しなければならない欠損顎堤に対する、モノコルチカルブロックでの口腔内からの骨採取は、骨欠損を補填するためにますます用いられるようになってきている術式である。

供給部位は骨欠損の大きさ、および上下顎において採取可能な骨量に応じて選択される。

骨採取にもっとも頻繁に利用される解剖学的部位は、下顎枝および下顎骨体部である。なぜならば、たいていの症例で2、3壁性の歯槽骨欠損を修復するために十分な骨量が得られるからである。同部位は解剖学的リスクも限られている。

もう一つの供給部位は、第一選択ではないが、頬舌的な厚みがあり前歯の歯根が長くないオトガイ部である。この解剖学的部位は、手術操作はしやすいが、頬側に直接切開を加えるという術式で生じる神経学的後遺症を防ぐために、広範囲に歯肉歯槽粘膜弁を挙上する必要がある。

一般的に、必要な骨量が少なければ、下顎隆起や上顎結節から採取することができる。

ブロック骨移植をするか顆粒状骨を用いる修復を行うかの選択は、術前に欠損の形態と組織の状態を慎重に検討して行う。

骨移植は、軟組織、硬組織ともに手術プロトコールを順守して行ったときのみ成功する。

この章は、欠損部顎堤の厚みを修正するために行う、下顎骨からのモノコルチカルブロック採取および受容部位への移植の外科的側面および臨床的利点をいくつか示す。

8.1 外科術式

受容部位の準備

頬舌的な歯槽骨幅が減少すると、欠損部顎堤に隣在天然歯のエマージェンスに対して陥凹した骨欠損が生じる。

歯槽骨欠損の計測

骨欠損の重症度を確認するために、歯槽堤の幅を計測することが必要である。この評価は、陥凹の中央部でのみ可能であるが、それ自体では欠損の大きさを評価することができず、採取する骨の形態に関する有用な指標とはなりえない（図A、90ページ）。

歯槽骨欠損の形態

筆者は、骨欠損の形状をより計測しやすく、さらにこれに続くモノコルチカル移植ブロックを適用しやすく改善するための予備実験的な修正術を提言する。この骨成形は、四角形ですべての側面が鋭利な専用のチップ（OP1）を用いて行われる。OP1チップは、角で交わる平坦な面を得るために、欠損の陥凹部の辺縁で使用する（図B、90ページ）。

このようにして得られた直線的な面は、1mm単位の歯周プローブで正確に計測することができる。

平行な側面の計測値を得ることによって、必要なブロックの正確な形状を決定することができる（図C、91ページ）。

修正操作により骨削片が出るので、これを収集して後に受容部位と骨ブロックの間の移植材として用いる。

この微小骨移植は恒常性と組織治癒を獲得でき、好ましい術後回復が得られると筆者は考えている。恒常性と組織治癒は、皮質骨が超音波で微小骨片化されたのち、大量のBMP（骨形成タンパク質）にさらされることによるものと考えられる。

下顎枝および骨体部からの採取

骨移植材の位置と形態が決まりしだい、供給部位から骨を採取する。

下顎臼歯部の骨採取部位の選択は、下顎骨体部と下顎枝において得られる骨量によって決まる（図D、91ページ）。

採取量を検討できるように、臼歯部の外斜線部の状態と位置を評価することが重要である。

歯周プローブで受容部位の計測を行うことにより、供給部位に最善の部位を決定する。

骨手術の術式としては、外斜線内側に必要な厚さが得られるまで水平骨切りを加える。0.55mmのOT7チップの幅を考慮すべきである（*）。

OT7チップの刃にはノッチがあり、必要な長さ全体を骨切りするための助けになる。OT7チップで行った水平骨切りに至るまで、2本の垂直骨切りを行う（図E、90ページ）。

底部の骨切りは、フラップの深い部分に損傷を与えないように左または右に角度の付いた特別なチップ（OT8LあるいはOT8R）で行う（図F、90ページ）。

筆者は、各骨切り線はお互いに到達・交差させるべきであることを強調したい。

このようにして、ピエゾを用いた手術が完了すれば、モノコルチカルブロックはチゼルを使用せずに容易に分離させることができる。

この事実は、臨床的観点から非常に重要である。なぜならば、これは内側面の骨切りが終わって、海綿骨の厚みが均一になって初めて可能になるからである。

分離したブロックの形成術式

骨成形用チップ（OP1あるいはOP3）を用い、術者は材料を手指の間に把持して、これを受容部位の形態に適合させるために形を作る。

OP5チップを用いて、スクリューを入れるための孔を2つ開ける（図G、91ページ）。

受容部位への移植骨の固定術式

移植骨を受容部位に置いた後、手指あるいは専用のピンセットを用いて位置を保つ。すでに移植骨に開けてある孔を介し、OP5チップを用いて残存している歯槽骨に貫通させる。

即時にスクリューを挿入し、受容部位で安定させるが、ブロックの孔はわずかに大きく、通過するときはパッシブでなければならない（図H、91ページ）。これは、移植骨がスクリューを締めつけたときに変位するのを防ぐためである。

最初のスクリューを挿入し、移植骨が安定したら、2本目のスクリューは簡単に入れられる。

移植骨が固定されたら、鋭利な角を削除するためにOP3チップを用いて修復のための骨成形を行う。

（＊）Mectron-Piezosurgery®を用いることに慣れている術者は、より薄いチップで骨切りを行うことができる。これはより早く、より正確である。OT7Sチップは厚さ0.35mmであり、装置の出力をSPECIALに設定して使用しなければならない。

表8-1　骨移植術においてMectoron-Piezosurgery®を使用することの臨床的利点

外科術式	従来型器具の限界	ピエゾサージェリーを用いる利点
1．受容部位の準備	バーおよびチゼルでは難しく複雑な精査が必要であり、骨削片を集めにくい。	骨削片を集めながら、素早く正確にできる。
2．モノコルチカルブロックの採取法	マイクロモーターで回転する骨バーを用いた骨切り術は侵襲が大きく、時間がかかり、術中のコントロールが悪い。 　皮質骨にいくつかの孔を形成し、これらを互いにつなげることによって、水平骨切りが行われる。 　もっとも小さいバーの直径が約1mmであるという事実を考慮すると、大きな振幅を伴って行われる骨切りによって移植骨の幅の約1.5mmが失われることになる。さらにこのため、骨切り操作は皮質骨の範囲内に限定される。最終的に、チゼルを用いてブロックを可動化した後に切り離すため、内側の海綿骨表面の骨切りは、平坦ではない。海綿骨の厚さは不均一であり、受容部位に置くためには修正しなければならない。これは、さらに幅がなくなることを意味する。	最大レベルの術中コントロールと視野が得られ、早く正確な術式である。OT7チップを用いた場合骨切り幅は0.60mmであり、OT7Sチップを用いれば0.40mmまで減らすことができる。 　移植骨の内面の深いところを切削することが可能である。これにより、海綿骨の表面は平坦になる。 　ピエゾサージェリーで採取することにより、骨組織量は保存される。 　筆者は通常、供給部位の近くで骨削片を回収する。これを後で受容部位と骨ブロックの間の移植材として利用する。 　さらなる臨床的利点は、バーと比較して術後の回復が非常に早いことである。 　採骨時間は、バーと比較してより正確で早い。
3．ブロックを成形する方法	ブロックを成形するためには、難しく複雑な精査が必要であり、修復のための骨顆粒の喪失を伴う。スクリュー孔は、バーが回転するためブロックを供給部位から取り出す前にあけなければならない。	術者はブロックを手指で把持しながら、非常に早く修復のための骨成形を行い、スクリュー孔を開けることができる。

外科術式	従来型器具の限界	ピエゾサージェリーを用いる利点
4．受容部位への移植法	バーの回転により移植骨が変位しやすいため、残存歯槽骨の孔の形成は、難しく複雑な精査が必要である。	残存歯槽骨への孔の形成はきわめて正確であり、非常に安全で時間の節約になる。
5．移植骨の修正	骨削片が失われ、非常に不正確である。	非常に正確で、移植骨と受容部位の間の空隙を埋めるために、即時に骨削片を移植できる[50]。

A：骨欠損部は一般的に陥凹しているため、計測が難しい。

B：骨壁が平面になるまで欠損を深くするためにOP1チップを用いる。

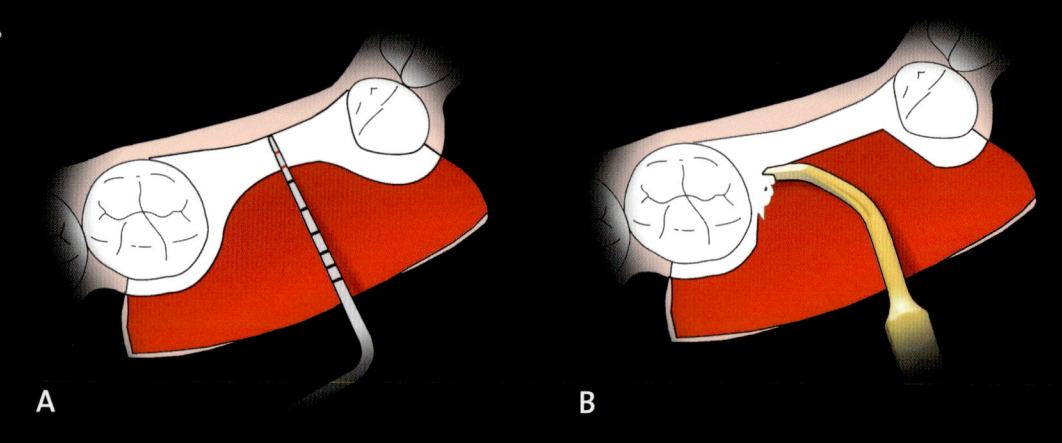

A

B

E：外斜線部に必要な深さの水平骨切り線を加えるためにOT7チップを用いる。同じチップで2本の垂直骨切りを行う。

F：OT7チップを用いて加えた水平骨切りに至るまで、OT8チップを用いて根尖部の水平骨切りを行う。

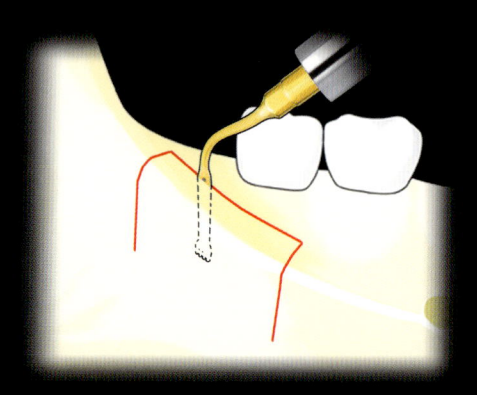

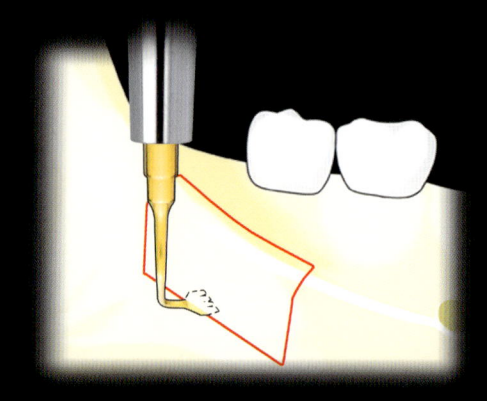

E

F

8.1 外科術式　91

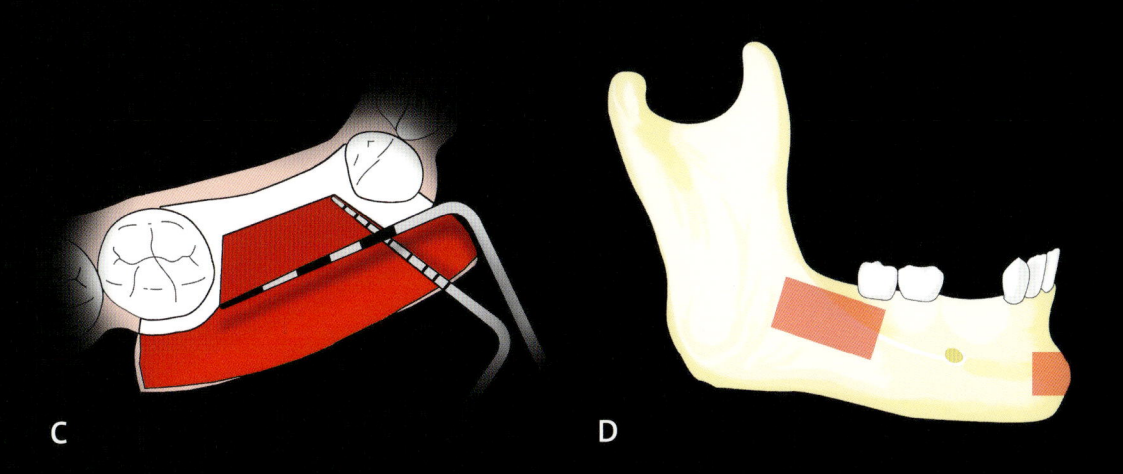

C：歯周プローブを用いて骨欠損を正確に計測する。

D：赤い長方形の印が、モノコルチカルブロックを採取する供給部位の理想的な位置である。後方の長方形は、外斜線付近の下顎枝および下顎骨体部に相当する。オトガイ部では、この長方形は天然歯根尖部から4〜5mm根尖方向に位置する。

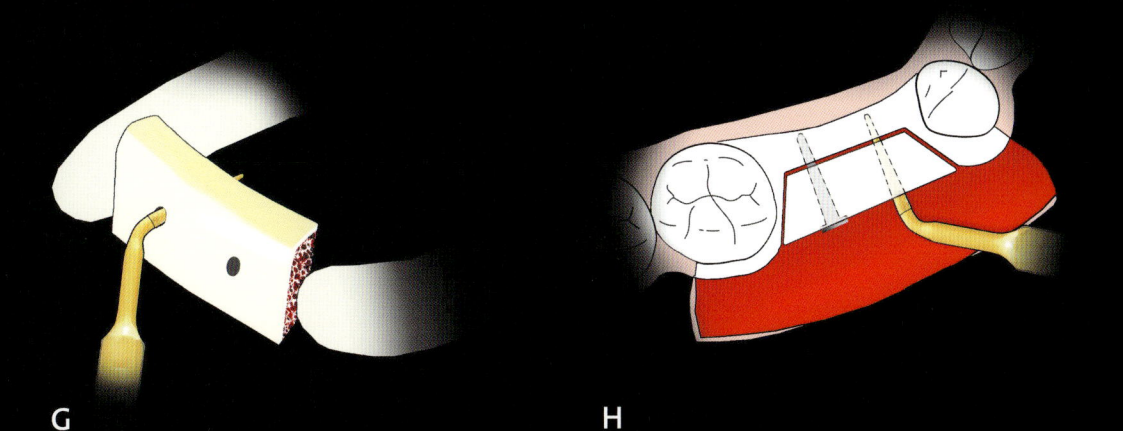

G：移植骨を手指で把持しながら、OP5チップを用いて、近心端および遠心端から約5mmの位置に孔をあける。

H：受容部位にスクリューホールをあけるために、チップの位置を保ちながらOP5チップを移植骨の孔に通す。

8 骨移植

症例8-1

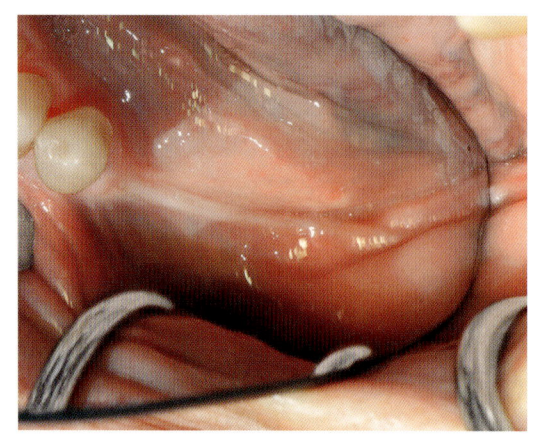

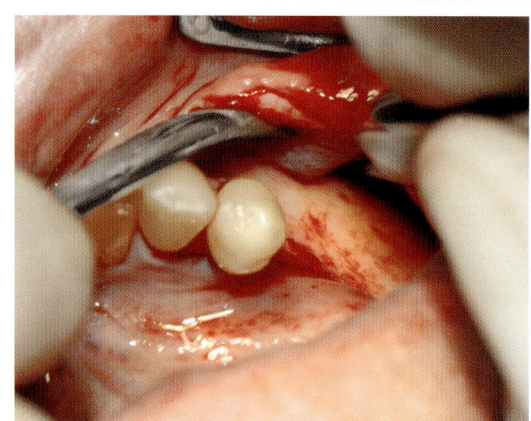

症例8-1-1　下顎第一小臼歯部に極度の歯槽頂の吸収と歯肉の狭小化を伴った臼歯部欠損。

症例8-1-2　オトガイ神経開口部の露出。

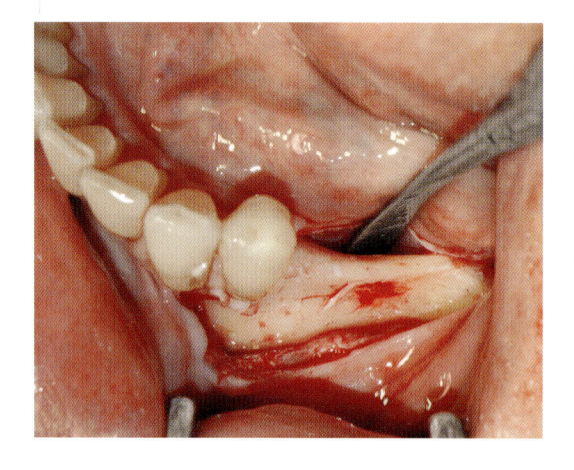

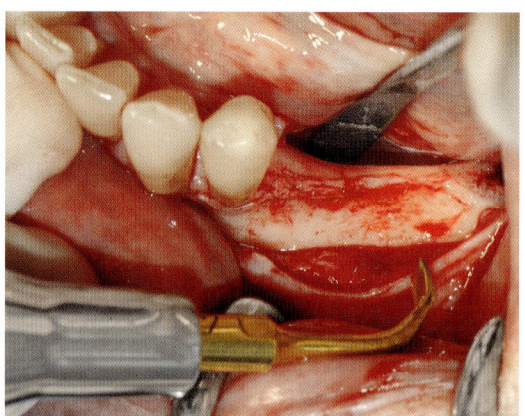

症例8-1-3　骨形態を舌側面から診査する。

症例8-1-4　受容部位の表面の形成にOP1チップを用いる。

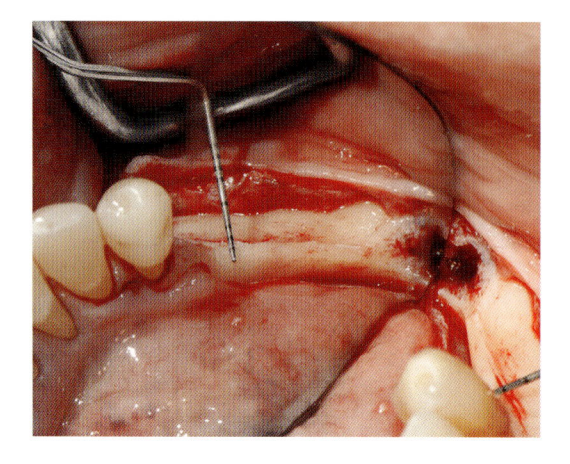

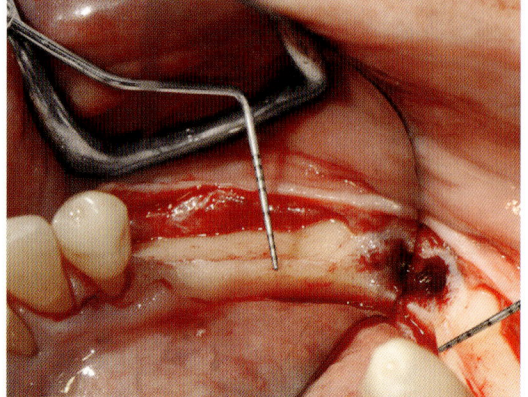

症例8-1-5　最初のインプラントの位置での歯槽頂幅は2mmしかない。

症例8-1-6　2本目のインプラントの位置での歯槽頂幅は1mmしかない。

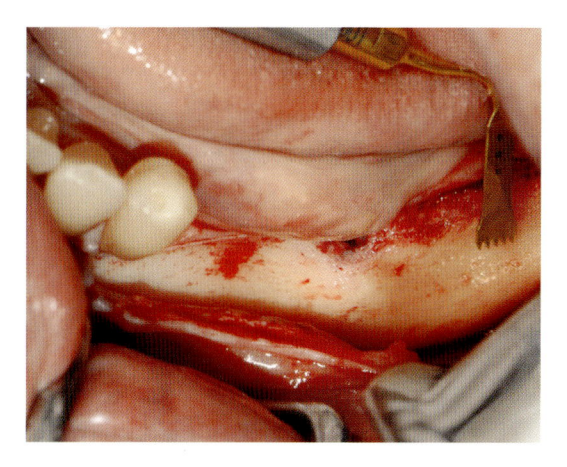

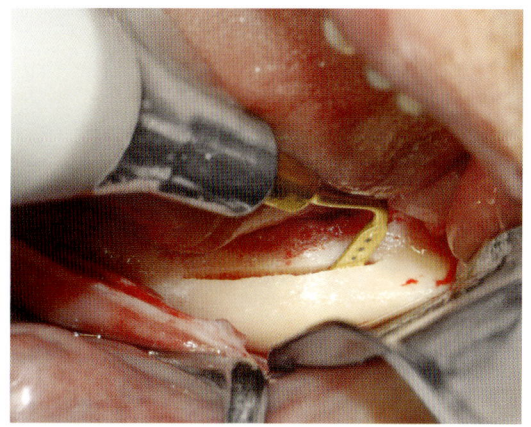

症例8-1-7　骨採取部位を決めるために、外斜線を診査する。

症例8-1-8　OT7チップを用いて、必要な高さ全体の水平骨切りを行う。

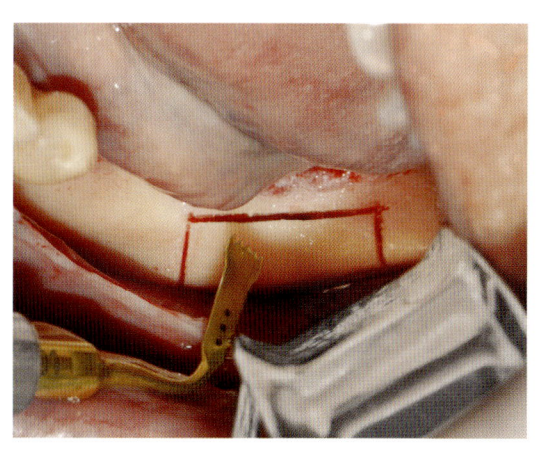

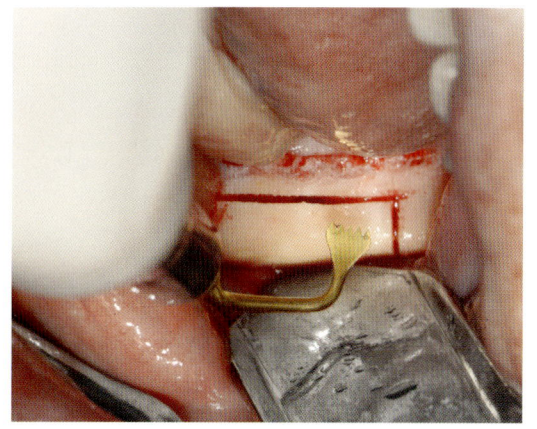

症例8-1-9　水平骨切りに対して垂直な2本の骨切りを加える。

症例8-1-10　OT8チップを用いて、下顎角付近で底部の骨切りを行う。

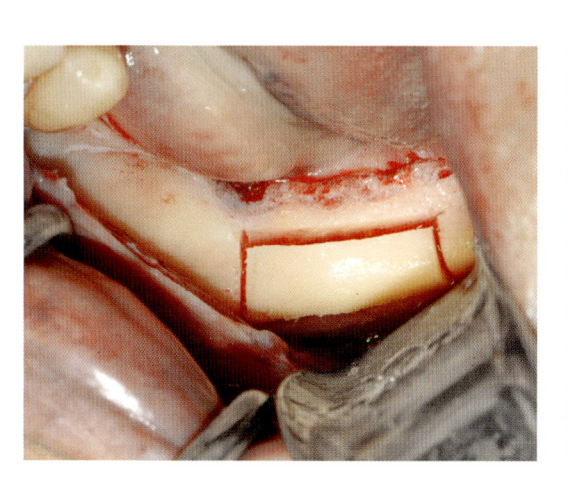

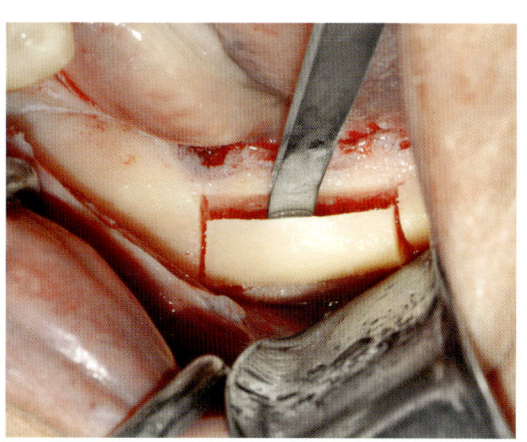

症例8-1-11　骨切りの完了。

症例8-1-12　ブロックを遊離する。

症例8-1-13　自分の指で把持しながらブロックを修正する。

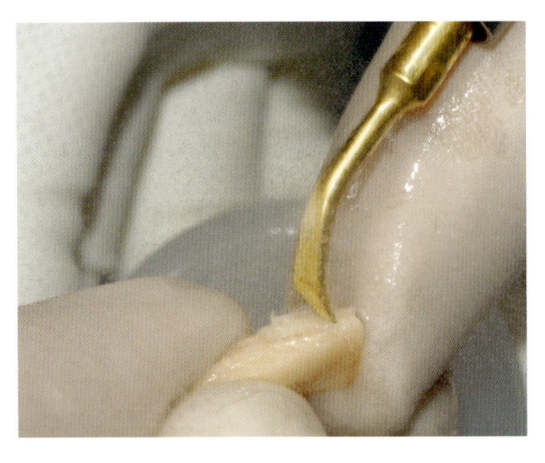

症例8-1-14　OP5チップで頬側面皮質骨のコルチコトミーを行うことによって、骨を刺激する。

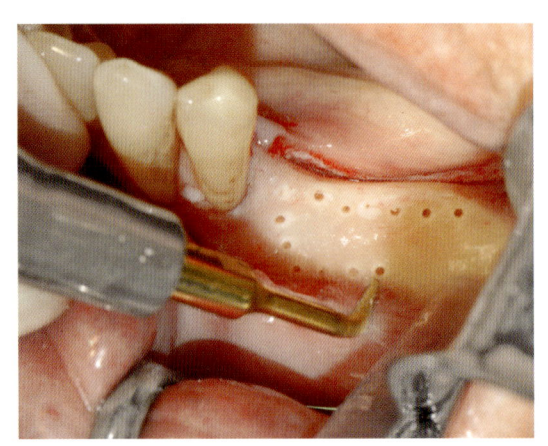

症例8-1-15　血流の存在する移植床の形成が完了。

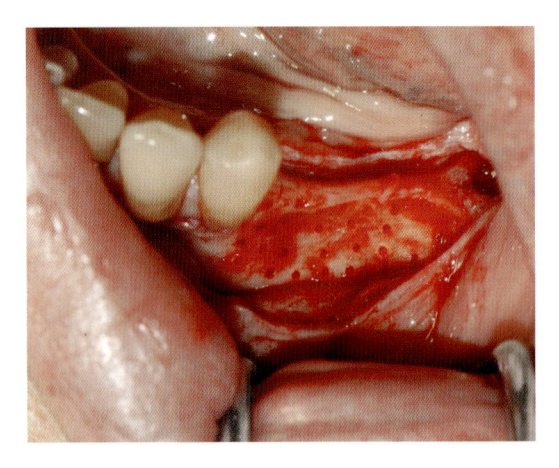

症例8-1-16　受容部位でブロックを確認する。

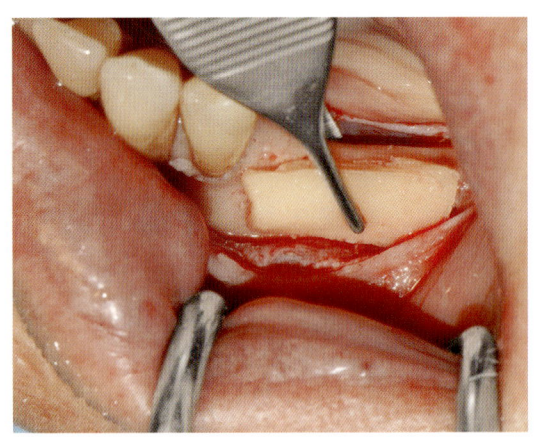

症例8-1-17　OP5チップでスクリューを設置する孔の位置をマークする。

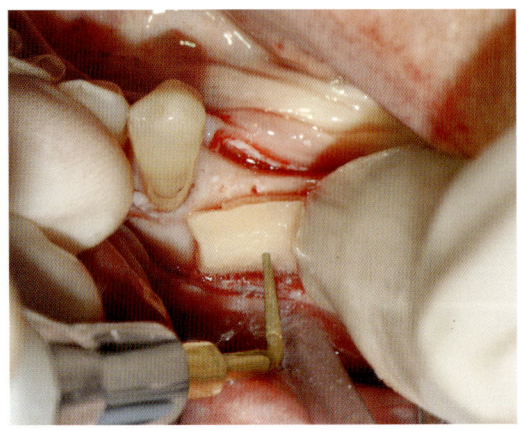

症例8-1-18　ブロックの孔を口腔外であける。

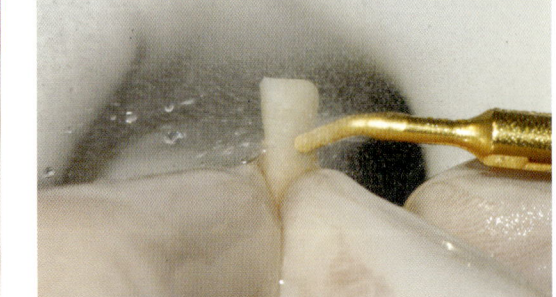

8.1 外科術式

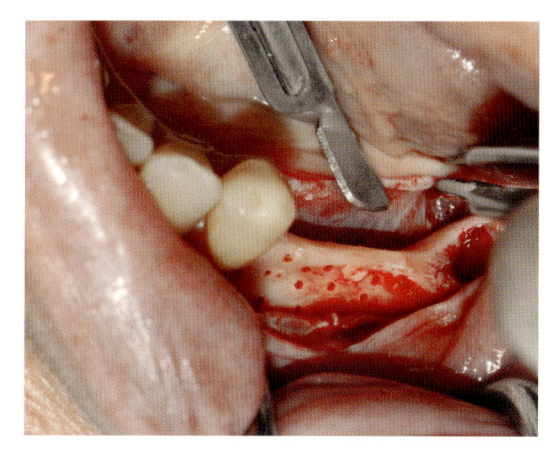

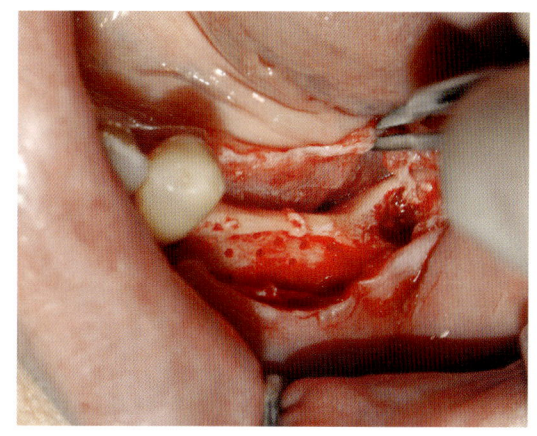

症例8-1-19　15番メスで舌側骨膜切開を加える。

症例8-1-20　切開後、舌側フラップを伸展。

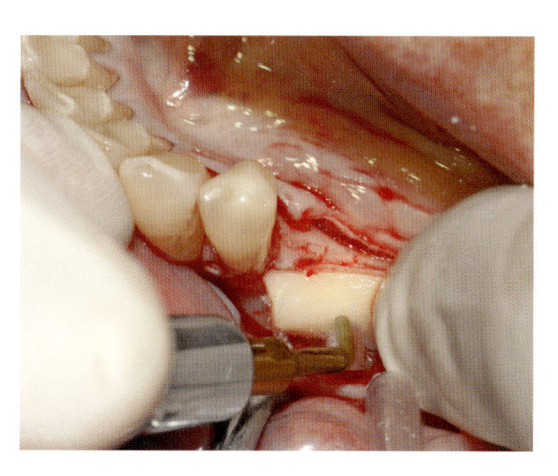

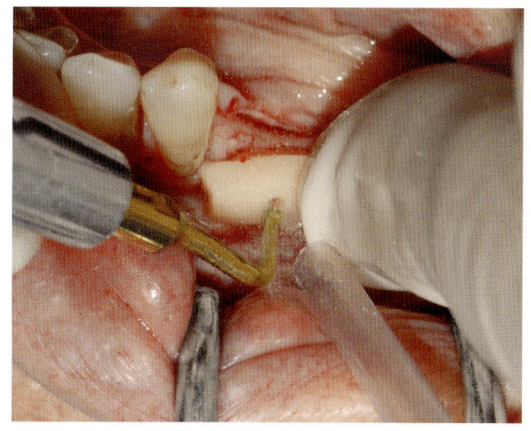

症例8-1-21　OP5チップを用いて、受容部位のスクリュー孔を形成する。

症例8-1-22　OT5チップでスクリューヘッドのカウンターシンクを形成する。

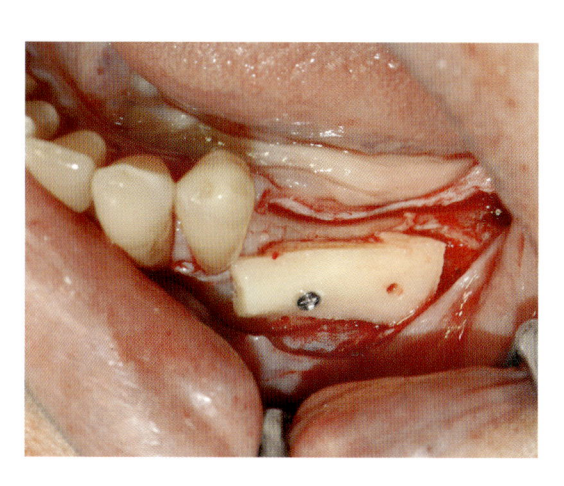

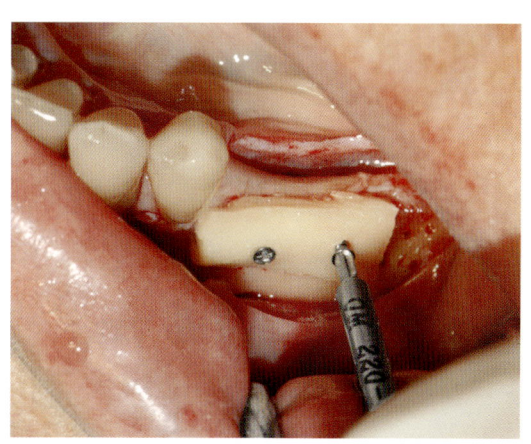

症例8-1-23　1本目のスクリューでブロックを固定する。

症例8-1-24　OP5チップで受容部位に孔を形成した後、2本目のスクリューを入れる。

症例8-1-25 OP3チップを用いて鋭縁を除去するための骨成形を行う。

症例8-1-26 移植骨が固定され、供給部位に入れたコラーゲンが見られる。

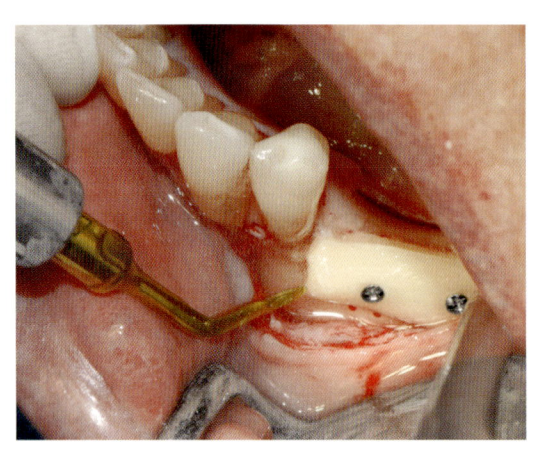

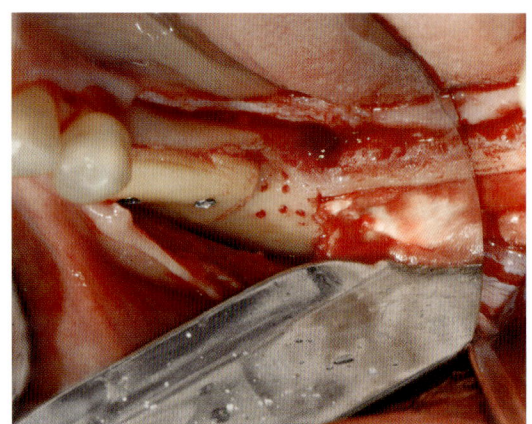

症例8-1-27 OP3チップを用いて、移植骨の周囲に置く骨削片を集める。

症例8-1-28 舌側フラップ内にBio-Gideメンブレンを挿入する。

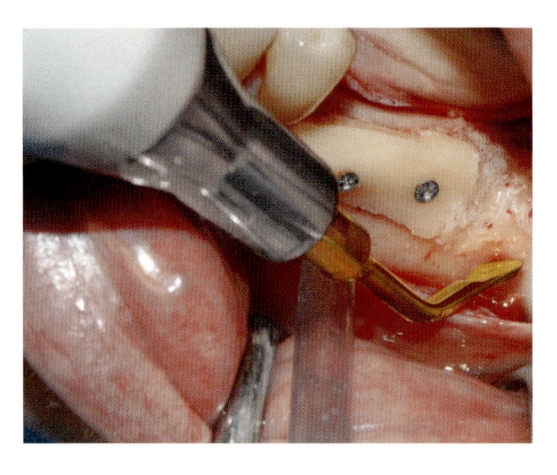

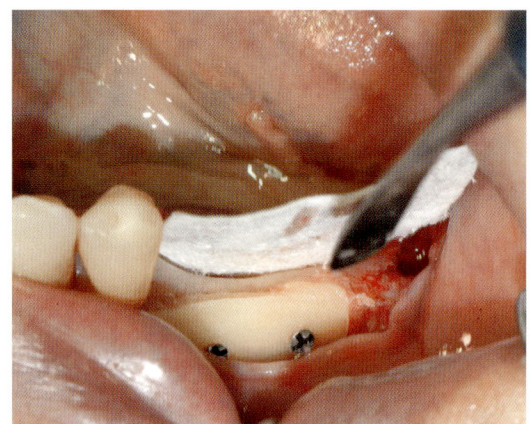

症例8-1-29 固定された移植骨。

症例8-1-30 吸収性ハイドロキシアパタイト移植材（C-Graft）。

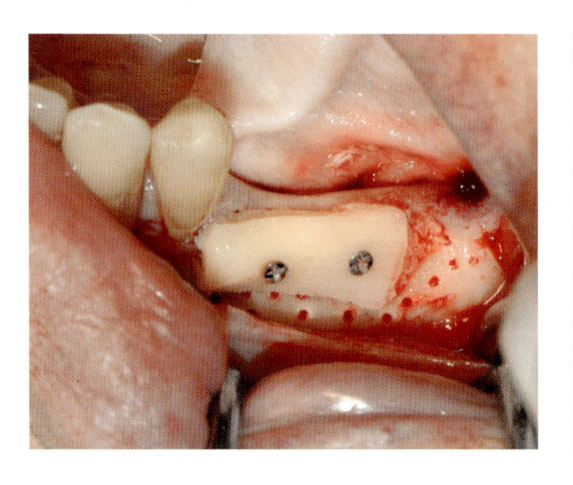

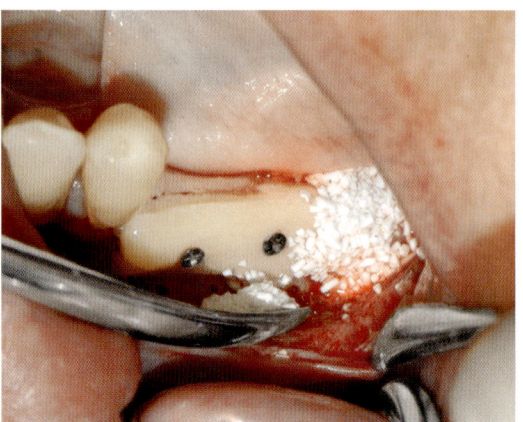

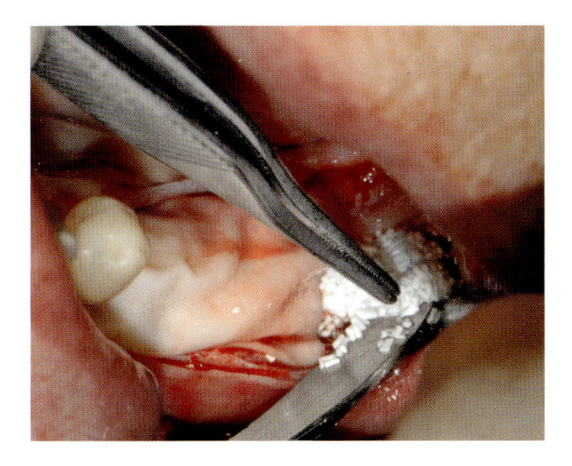

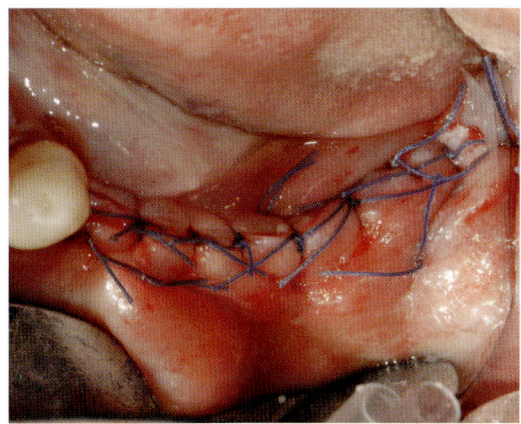

8.1 外科術式

症例8-1-31 コラーゲンメンブレンで被覆し、余分なハイドロキシアパタイトを取り除く。

症例8-1-32 マットレス縫合および結節縫合。

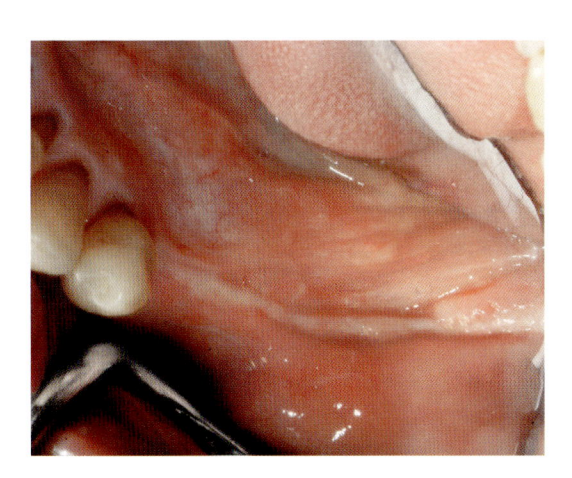

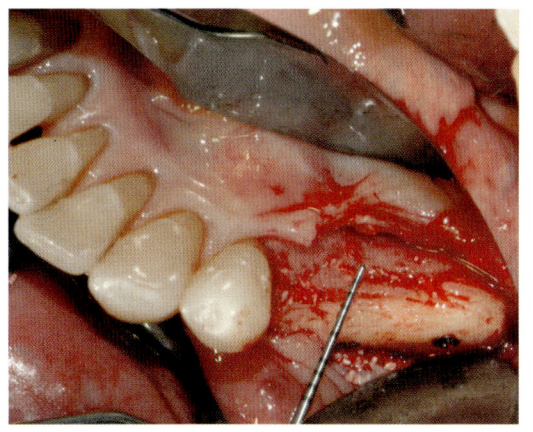

症例8-1-33 移植後5ヵ月の二次手術。

症例8-1-34 固定した移植骨と欠損部歯槽骨の咬合面観。

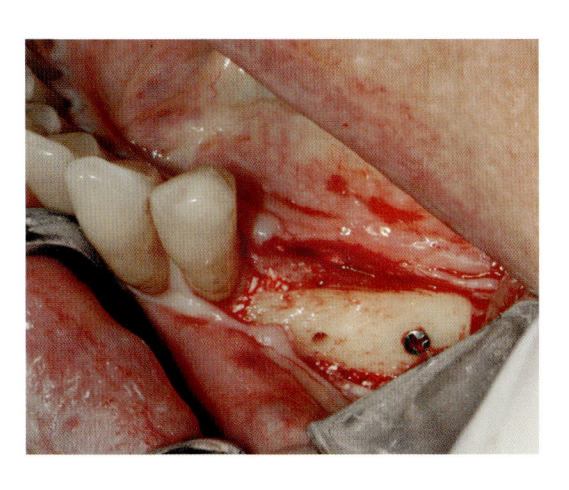

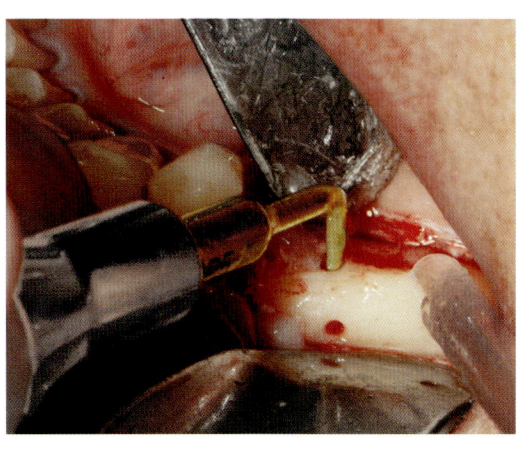

症例8-1-35 スクリュー除去。

症例8-1-36 OP5チップを用いたインプラント窩の形成。

8 骨移植

症例8-1-37　インプラント窩の形成と最初の方向指示棒。

症例8-1-38　IM2チップを用いたパイロット骨形成。

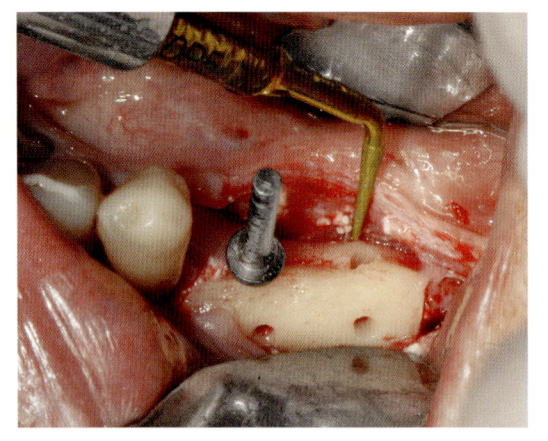

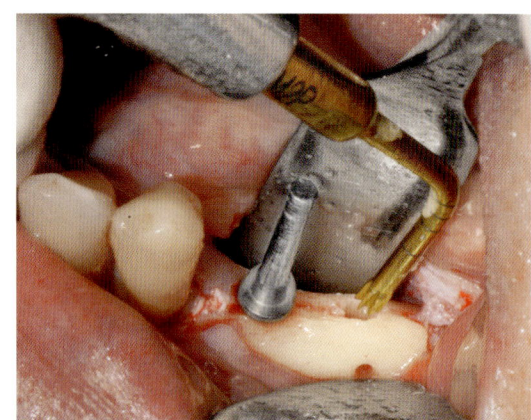

症例8-1-39　パイロット骨形成を修正するためのOT4チップを用いたディファレンシャル・プレパレーション。

症例8-1-40　IM3チップを用いた最終形成。

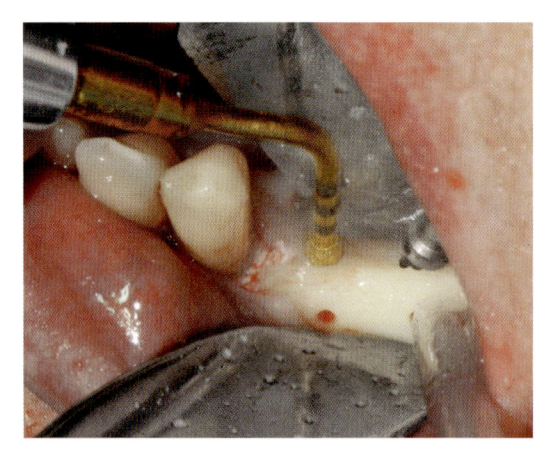

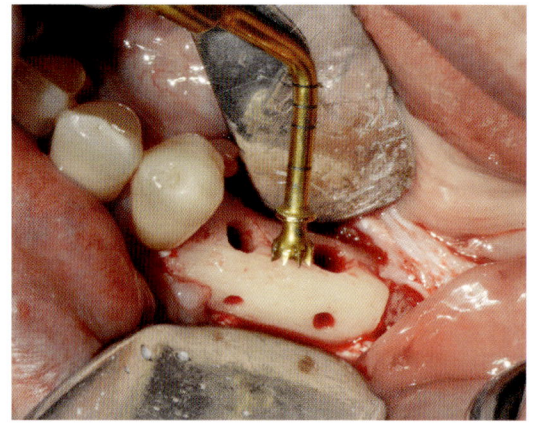

症例8-1-41　形成したインプラント窩。

症例8-1-42　埋入したインプラント。

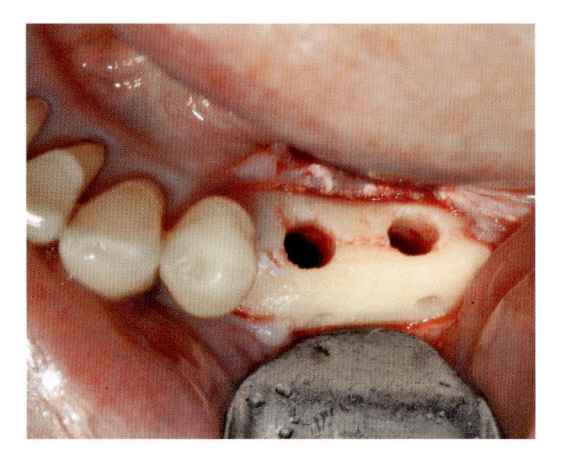

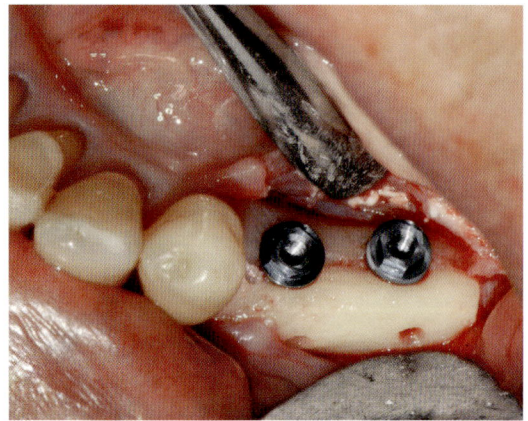

SECTION IV

ピエゾサージェリーを用いた新しいコンセプトと新しい外科術式

NEW CONCEPTS AND NEW SURGICAL TECHNIQUES USING PIEZOSURGERY

局所の手術部位の分析のための新たな骨分類

手術部位に限局した骨量と骨質分類

Tomaso Vercellotti & Giuseppe Vercellotti
2007

筆者のTomaso VercellottiとGiuseppe Vercellottiが考案し、提示する新しい骨分類は汎用性があり、矯正歯科から整形外科までのすべての領域の骨手術に用いることができる。

特に、皮質骨の厚さによる定量的な分類と海綿骨の密度による定性的な分類の双方を適用することで、手術部位の解剖をより正確かつ単純に定義することが可能になる。

この分類に基づく術前分析を行うことによって、最善の骨切り器具と固定システムをすべての解剖学的領域で選択することが可能になる。

9.1　インプラントへの適用

インプラントにおいて術前の骨分析はコンピュータ断層撮影(以下CT)の画像を評価して行っている。この分類は皮質骨頂の定量的な特徴と海綿骨石灰化度を分けている。

定量的分類

この分類は皮質骨頂の厚さをミリメートル単位で測定して行う。

- 0mm：抜歯後2、3ヵ月経過した部位の皮質骨頂の厚さ。
- 1mm：抜歯後数ヵ月経過した部位の皮質骨頂の厚さ。
- 2mm：抜歯後2、3年経過した部位の皮質骨頂の厚さ。
- 3mm以上：抜歯後数年経過した部位の皮質骨頂の厚さ。海綿骨量が減少し、頬側の皮質骨と舌側の皮質骨が部分的に連続していることを特徴とする。

Vercellottiによる外科的骨分類

定量的な皮質骨厚の分類

0mm　　1mm　　2mm　　≧3mm

図9-1　皮質骨頂。ミリメートル単位で測定。

定性的な海綿骨密度の分類

HIGH(H)　　MEDIUM(M)　　LOW(L)

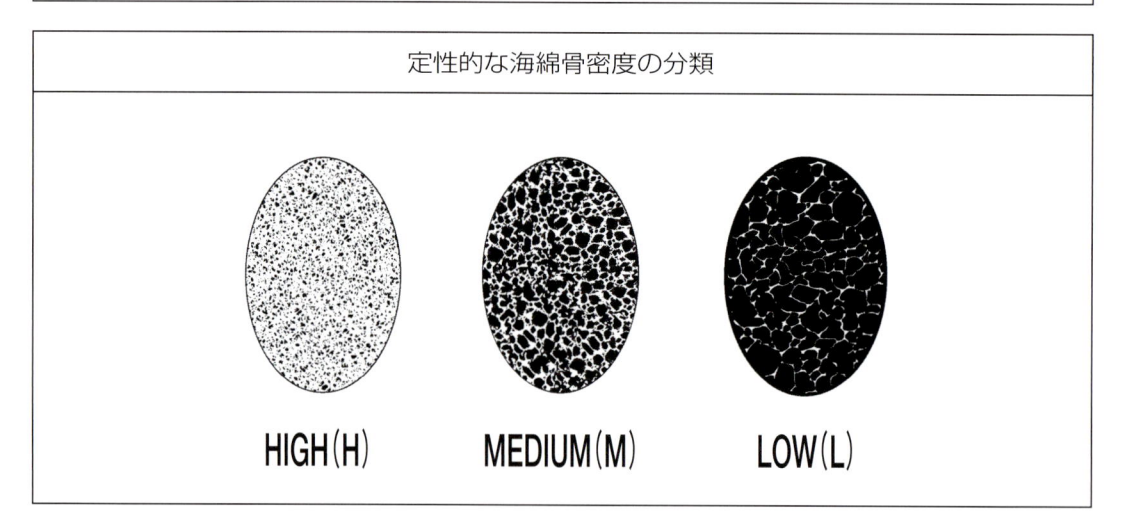

図9-2　X線透過性、不透過性で海綿骨をHIGH・MEDIUM・LOW(H-M-L)に分類する。

臨床における定性的分類

この分類は海綿骨の密度で定義される。

海綿骨密度は断層像のX線透過性あるいは不透過性に基づいて評価される。

・HIGH Density(H)は海綿骨の密度が高い状態を示す。断層像では一般にX線不透過性と灰白色を示す。

・MEDIUM Density(M)は中等度の海綿骨密度を示す。断層像ではある程度のX線不透過性と灰色がかった色を示す。

・LOW Density(L)は低い海綿骨密度を示す。断層像ではX線透過性と灰黒色を示す。

この新分類にハンスフィールド値を併用することによって、海綿骨の石灰化度をより高精度

に識別し、H、M、Lと分類されたカテゴリーに数的な値を加えることが可能になる。

診断の確実性

皮質骨と海綿骨の特徴を別々に評価し、後で合同するこの新しい分類では、外科医の診断下で、骨解剖のあらゆるタイプの断層像を分析することにより診断の確実性を得られる。

骨分類と外科術式の決定

この分類によって、外科術式の決定が単純になる。

実際のところ、海綿骨の石灰化度に対する皮質骨の厚さを知ることは、骨削のための最善の器具と最善の固定システム選択に役立つ。インプラント歯学において、この分類によりインプラント埋入部位それぞれの解剖学的特徴をより良く利用し、最高レベルの初期固定を得ることが可能になる。

また、Vercellottiの骨分類によりインプラントにおける骨のマイクロサージェリーのコンセプトと、インプラント窩のディファレンシャル・プレパレーションという新たなテクニックを用いることが可能になる。

9.2 結論

トリノ大学が行った研究から、Tomaso VercellottiとGiuseppe Vercellottiが提案した新たな骨分類によって、以前の分類と比して高精度に術前の解剖分析を行うことができるのは明白である。

皮質骨厚と海綿骨密度の特徴を知ることによって外科医は最善の器具と外科術式、インプラントシステムを選択することができ、最適な初期固定性を得られるだけでなく、骨治癒を促進し、それによって二次固定性を得ることができる。

この新たな骨分類は、筆者が考案したMectron-Piezosurgery®を用いた超音波によるインプラント窩形成（Ultrasonic Implant Site Preparation Technique）とインプラント窩のディファレンシャル・プレパレーション（Differential Implant Site Preparation Technique）を正しく行ううえで必要不可欠である。

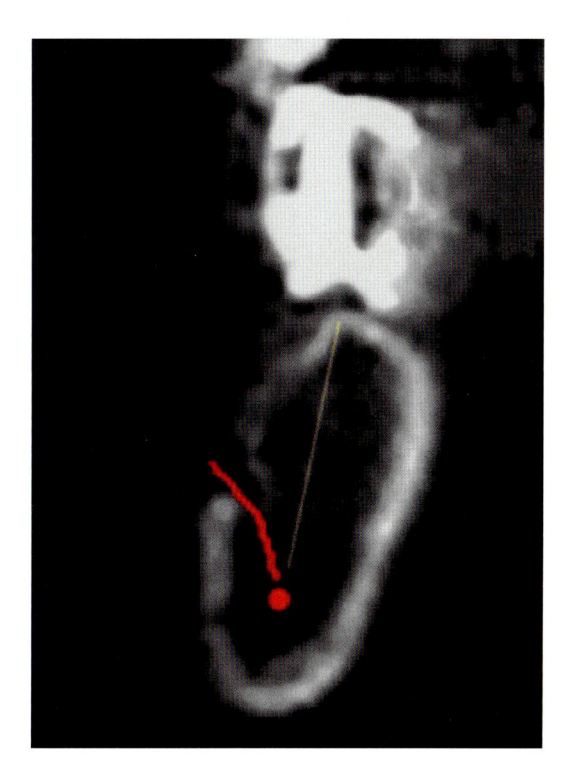

図9-3 インプラント術前分析例：CT像でTomaso VercellottiとGiuseppe Vercellottiの新しい骨分類システムを用いて分析している。
診断：
皮質骨頂は0mm、海綿骨密度はLOW。
外科的診断：インプラント埋入部位は良好な初期固定を得るうえで不十分な解剖学的特徴をもっている。
この部位は即時荷重に不適である。
外科的見地から、インプラント窩の直径はパイロット骨形成の径に限局するべきである。

超音波によるインプラント窩形成の新しいテクニック

ここ10年の間、インプラントの臨床的発展は骨治癒反応を改良する目的でインプラント表面性状の改良を中心に進められ、スムーズな表面からラフな表面へ移行していった。

5年前、筆者はインプラントの発展の可能性について研究しはじめ、インプラント窩の形成方法に注目した。

この研究ですぐに、P. I. Brånemarkにより提示された術式が何年もの間大きな進展がなされていないことが明らかになった。Mectron-Piezosurgery®を用いた骨切りに関する臨床的、組織学的結果をうけ、筆者は骨穿孔のための特別なチップの開発をMectron社に依頼した。このことは過去に他の誰も試みていないことから、大きな技術的難題であった。

ここに初めて外科プロトコールと使用説明、臨床的利点を示す。

10.1 外科プロトコール

外科プロトコールは複数のチップを用いて径を徐々に上げ、4 mmのインプラントには3 mm、5 mmのインプラントには4 mmの窩を形成することである。

チップの順序：

- IM 1（implant no.1）：最初のチップは、最大径2 mmのダイヤモンドコーティングされた円錐状のチップである。これは、ラウンドバーに代わるものであり、皮質骨だけでなく海綿骨への最初の穿孔にも使用することができ、非常に効率がよい。
- 円錐状のピンを挿入し、正確な軸を決定する。
- IM 2：内部注水型の切削器具である。この器具を用いて2 mm径のパイロット骨形成を行う。
- 方向指示棒。
- OT 4：パイロット骨形成した歯槽骨内に挿入し、ディファレンシャル・プレパレーションを行うためのダイヤモンドコーティングされた円錐状チップ。最終チップ使用前に軸の修正や形成位置を移動するためのものである。

- IM3：二方向内部注水型の3mm径の鋭利なチップである。
- Tapper：1mmを超える皮質骨がある場合、埋入するインプラントと同じシステムでタップ形成を行う。

10.2　外科術式

　外科術式の正確な実行には、インプラント埋入部位それぞれの術前分析が必要である。それらの測定は、筆者が提唱する新しい骨分類を用いた方針決定に必要な、骨量と骨質を記載した臨床ファイルに記録する。

　Mectron-Piezosurgery®を用いたインプラント窩形成の正確な実行には、超音波器具を用いた基本的手技を行うための十分なスキルと、骨穿孔術のためのトレーニングが必要である。

　マイクロモーターと比してコントロールと感度が増加するため、術中に大きな恩恵が得られるよう、ハンドピースに適正な圧をかける外科スキルが不可欠である。

表10-1 超音波によるインプラント窩形成においてMectron-Piezosurgery®を使用することの臨床的利点

外科術式	従来型器具の限界	ピエゾサージェリーを用いる利点
1．薄い歯槽頂	ツイストドリルを用いた下顎のインプラント窩形成では、よく頬側の裂開が生じる。	Mectron-Piezosurgery®を用いたインプラント窩形成の場合、たとえ歯槽頂が薄くとも裂開を生じない。ダイヤモンドコートチップ(OT4)の使用によりもっとも効率的にパイロット骨形成が行え、内側から舌側皮質骨を薄くすることが可能になる。筆者はこのテクニックを「インプラント窩のディファレンシャル・プレパレーション」と名づけた。
2．軟らかい骨	海綿骨密度があまり高くない場合、ツイストドリルにより生じる振動によってインプラント窩周囲の海綿骨が破砕する。	Mectron-Piezosurgery®の使用により生じる微小振動では、インプラント窩および周囲の海綿骨構造は保存される。
3．下歯槽神経の近接	ツイストドリルによる形成の場合、石灰化の進んだ骨では強圧のハンドリング(3kg程度)が必要である。このことは、外科的なコントロールを悪くし、神経損傷のリスクを増大させる。	石灰化の進んだ骨がある場合、Mectron-Piezosurgery®を用いたインプラント窩の形成では、ハンドピースに軽圧(500g程度)をかける。外科的なコントロールにすぐれており、特に神経の近傍2mmの穿孔はダイヤモンドコートチップを用いて施行することができる。神経損傷のリスクは著しく減少し、この術式もしくは器具が正しく用いられなかった場合にのみ損傷が生じる。

外科術式	従来型器具の限界	ピエゾサージェリーを用いる利点
4．上顎洞底挙上術	インプラント目的の上顎洞底挙上術は1回もしくは2回の手術で行う。十分な初期固定を得られるか否かは、術者の技量で決まる。バーを用いた場合、通常、歯槽頂の高さは最低4mm必要である。	Mectron-Piezosurgery®を用いたインプラント窩の形成では、骨厚が2～3mmであっても十分な初期固定を獲得することができる。1回の手術で上顎洞底挙上術とインプラント埋入を行うことは、患者と外科医双方にとってすぐれた利点である。
5．歯槽骨内の形成	インプラント窩の形成において必ずしもその軸が歯槽骨本来の傾斜に適合しているとは限らない。その結果、本来の歯槽骨内に外科的に骨窩洞を作る必要がある。主に先端で切削するため、2mmのツイストドリルを用いて方向の変更をすることは難しい。	Mectron‒Piezosurgery®のIM1チップを用いることで、本来の歯槽骨に対して外科的に方向を変えることが非常に容易となる。その後IM2チップとOT4チップを順番に使用することで、補綴的な優先度に従ってインプラント埋入を行うことができる。
6．オッセオインテグレーションの進行	オッセオインテグレーションの進行には、粗面のインプラントを用いる場合、二次固定を得るために約2ヵ月間を要する。	同じタイプのインプラント表面性状においてMectron-Piezosurgery®とツイストドリルを比較した初期の生体分子的、組織学的研究により、超音波で形成した部位のほうが骨治癒が非常に早いことが示された[77]。
7．即時荷重	即時荷重は二次固定よりも初期固定による抵抗力で決まる。したがって好ましい結果は、骨の性状、インプラントの形状、インプラント窩の形成に左右される。	超音波を用いた即時荷重テクニックにより、当術式の予知性は向上する。解剖学的特性を活用して初期固定性を達成することができる。 　加えて骨治癒は早く、特に抜歯後は著明である。

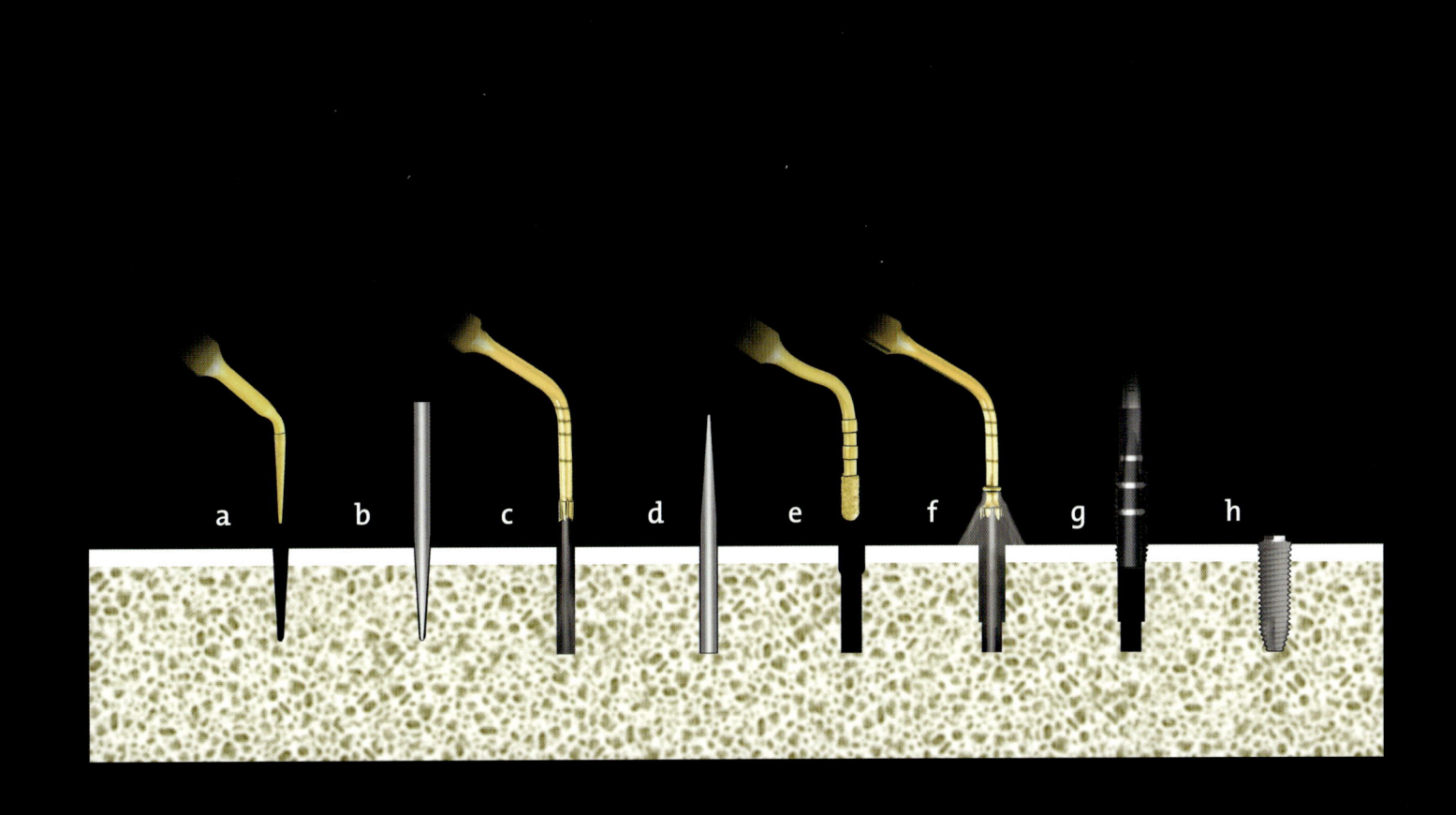

a) 最初にIM1チップで骨穿孔を行う。この円錐状のチップの最大径は2 mmである。
b) 最初の方向指示棒。
c) IM2チップでパイロット骨形成を行う。皮質骨と海綿骨との間の石灰化の違いを、切削操作中に見ることができる。このチップは先端が鋭利なシリンダー形状で径は2 mm、内部注水型である。
d) 二番目の方向指示棒。もしパイロット骨形成時に補綴的な正確性が要求された場合、次の器具が用いられる。
e) OT4：インプラント窩のディファレンシャル・プレパレーションに用いるチップ。筆者が発案したこの新しいテクニックでは、インプラントの軸を修正するためのパイロット骨形成で窩壁に特別な処置をすることができる。この2.4mm径のシリンダー型のダイヤモンドコートチップはハンドピースに圧をかける必要がほとんどなく、また豊富な注水システムが備わっている。
f) IM3：4 mm径のインプラントを埋入するためのインプラント窩を最終形成するチップ。このチップは、鋭利な頭部と二方向の内部注水を特徴とする。
g) タップを用いて上部の皮質骨厚をミリメートル単位で形成する。このテクニックはそれぞれのインプラントの形態専用の器具を用いる前に有効である。
h) 正しいポジションにインプラントを埋入する。

10 超音波によるインプラント窩形成の新しいテクニック

症例10-1

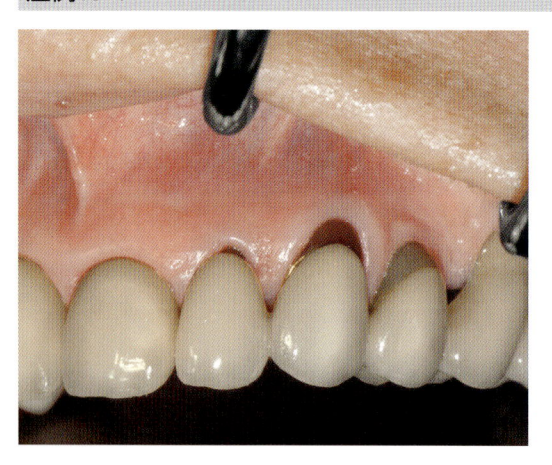

症例10-1-1　抜歯を必要とする側切歯の初診時写真。

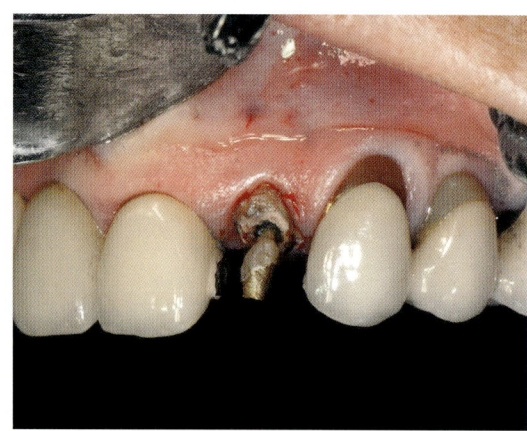

症例10-1-2　根面う蝕により歯を喪失することとなった。

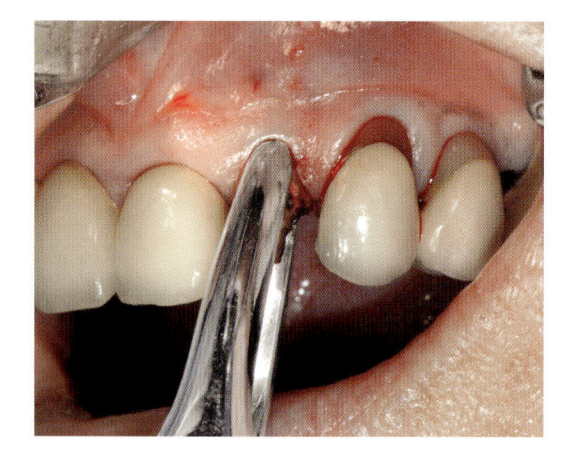

症例10-1-3　歯の動揺は手動の器具では得られない。

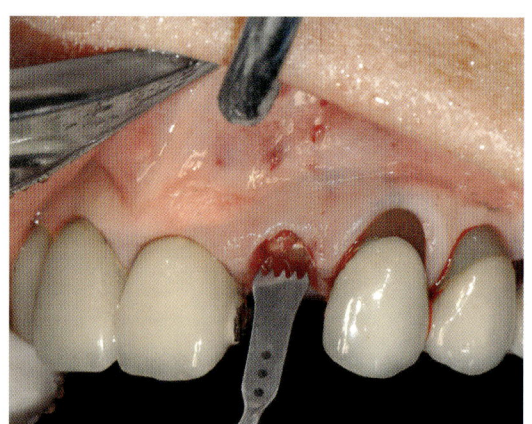

症例10-1-4　OT7チップを使用して近遠心の歯根を抜去する。

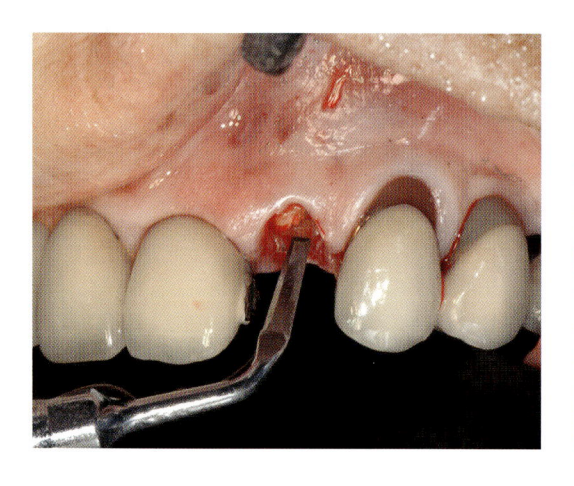

症例10-1-5　歯根の切断を根尖まで施行する。

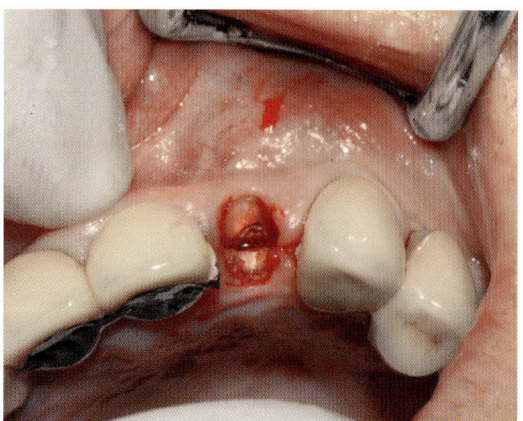

症例10-1-6　咬合面観。

10.2 外科術式

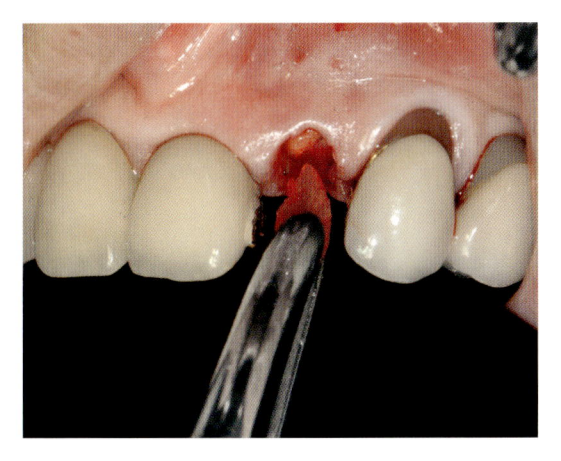

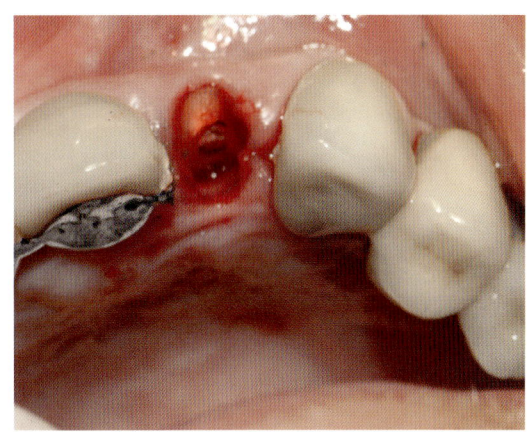

症例10-1-7　根尖の断片の除去。

症例10-1-8　頬側の歯槽骨に触れることなく口蓋方向へ頬側の断片を抜去する。

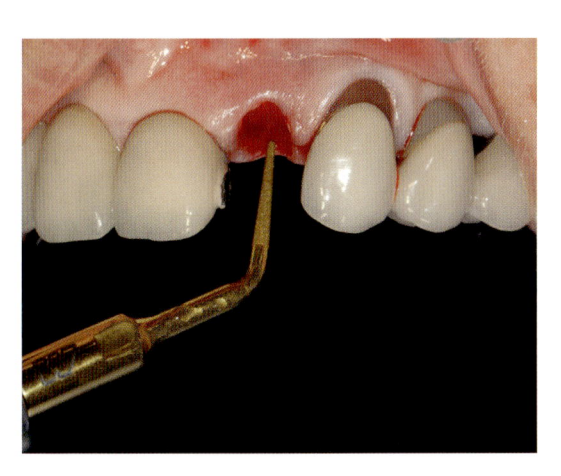

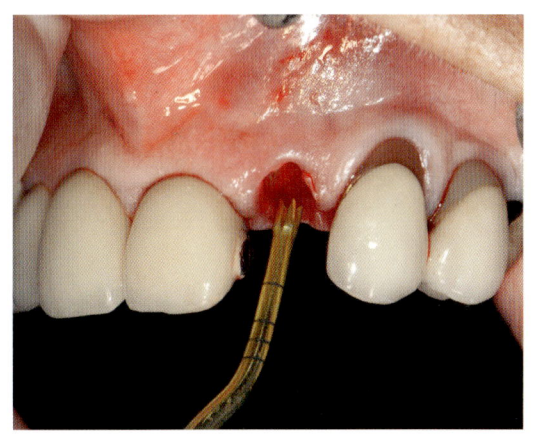

症例10-1-9　IM1チップを用いて最初のパイロット骨形成を行う。

症例10-1-10　IM2チップを用いて本来の歯槽骨と比してわずかに口蓋方向にパイロット骨形成を施行。

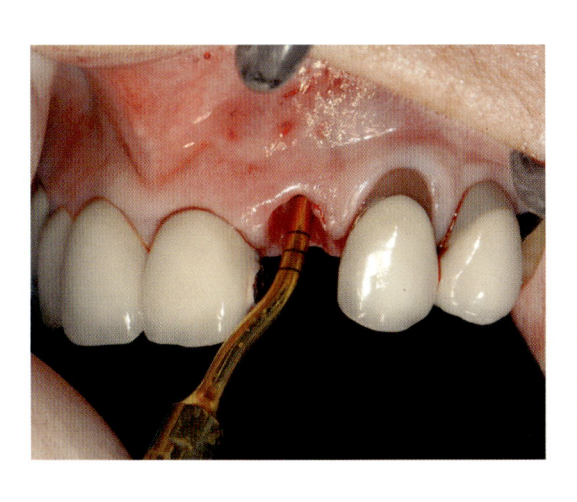

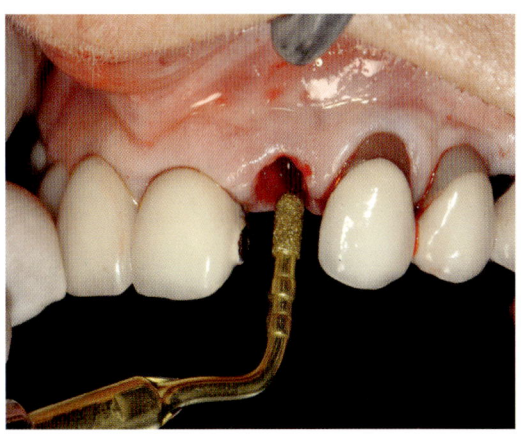

症例10-1-11　デプスインジケーターを用いてパイロット骨形成の深度を測定する。

症例10-1-12　OT4チップを用いてインプラント窩の最終形成を行う。

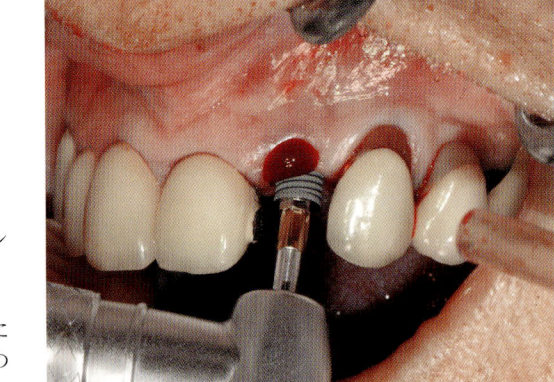

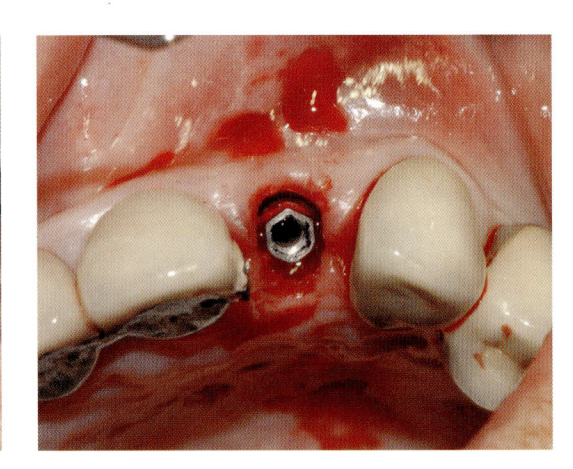

症例10-1-13　円錐状のインプラントが埋入された。

症例10-1-14　正確な位置に形成されたインプラント窩の咬合面観。

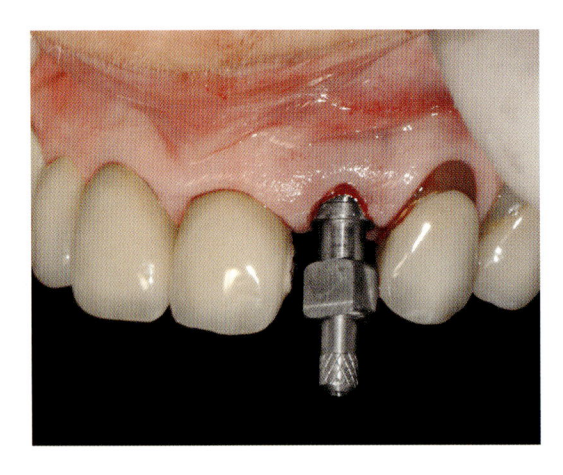

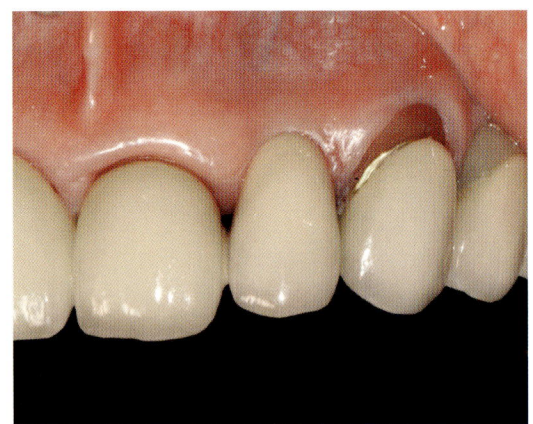

症例10-1-15　印象トランスファー。

症例10-1-16　歯科医師Dr. Cesare Robelloと歯科技工士Alberto Rovegnoにより製作された補綴物。

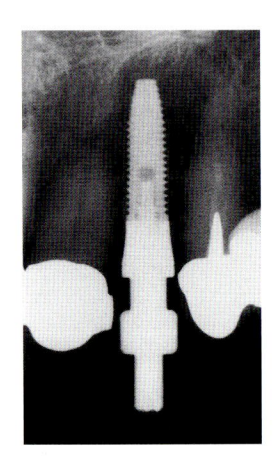

症例10-1-17　正確なインプラントポジションのX線的評価。

症例10-2

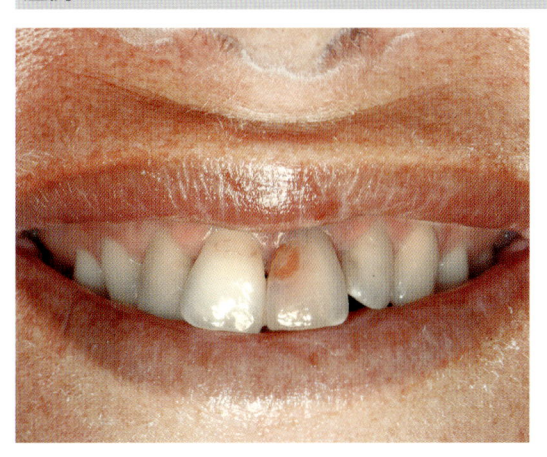

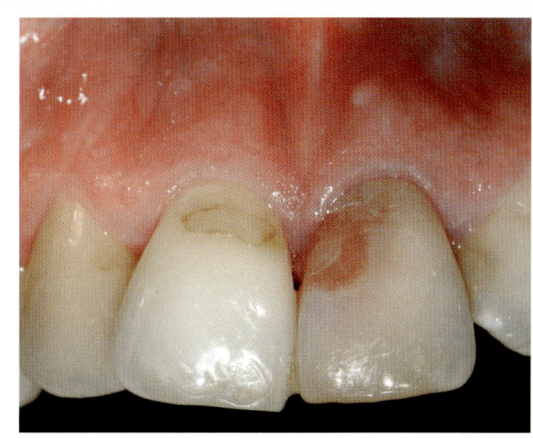

症例10-2-1　上顎左側中切歯のう蝕による崩壊：上唇のスマイルラインが高いことに注目。

症例10-2-2　広範囲のう蝕があるため、保存処置が不可能である。

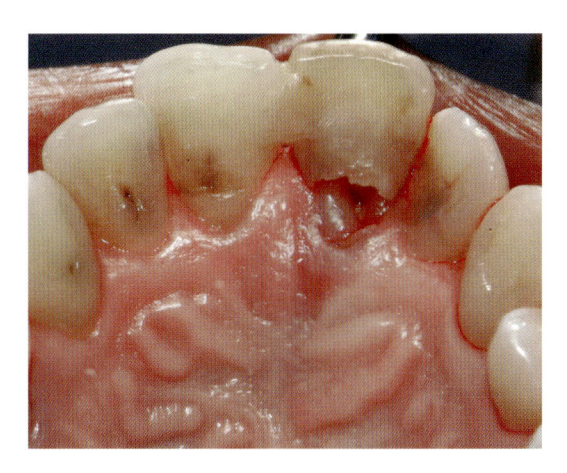

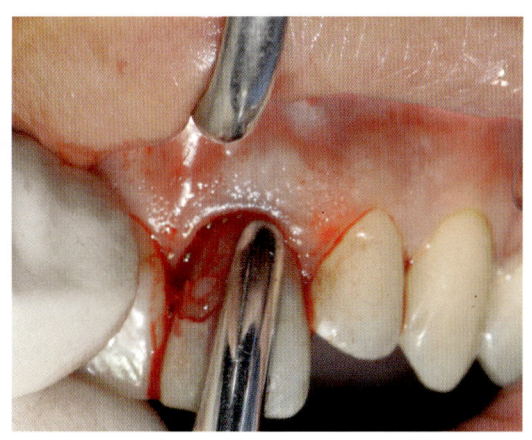

症例10-2-3　う窩は歯肉縁下の歯根に及んでいる：歯の保存は不可能。

症例10-2-4　歯冠を従来の方法で抜歯。

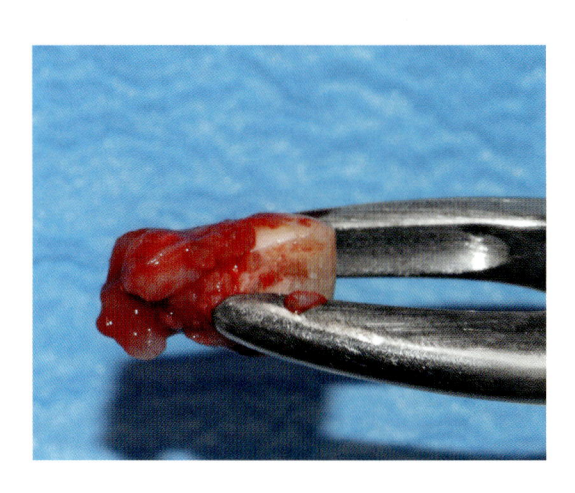

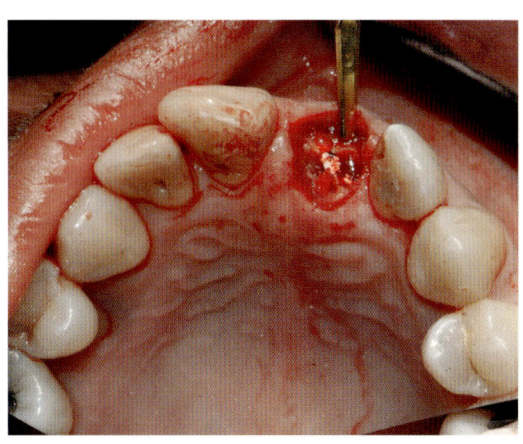

症例10-2-5　う蝕歯歯冠の底部の炎症組織に注目。

症例10-2-6　EX1チップを用いて歯根の近遠心的切断を行う。

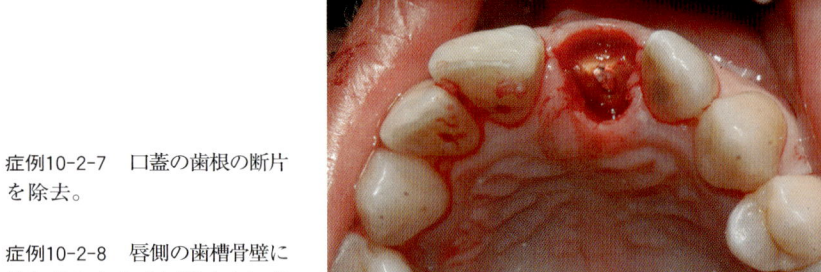

症例10-2-7 口蓋の歯根の断片を除去。

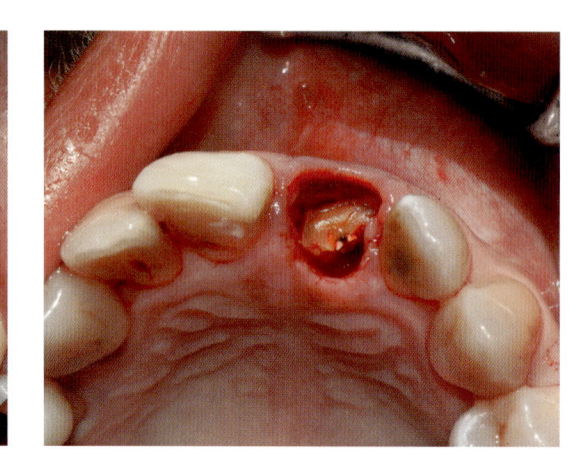

症例10-2-8 唇側の歯槽骨壁に触れることなく口蓋方向に歯根を押圧した。

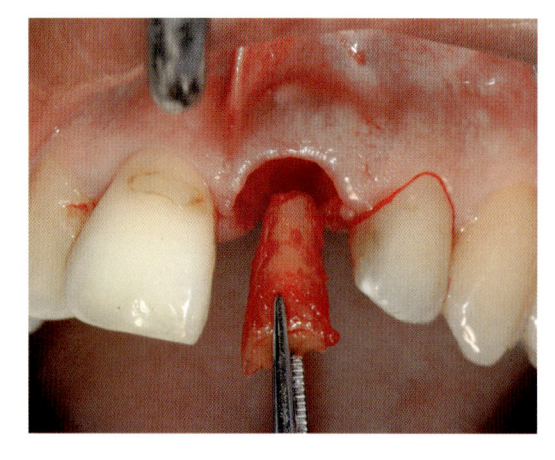

症例10-2-9 すべての歯槽骨壁を健全に保ちながら歯根を抜歯する。

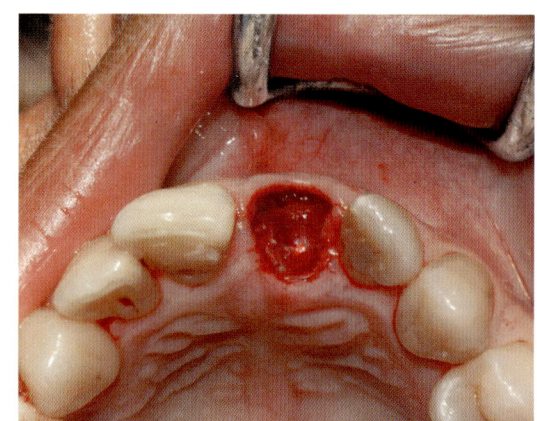

症例10-2-10 PS2チップを用いて根尖領域から炎症組織とガッタパーチャを除去した。

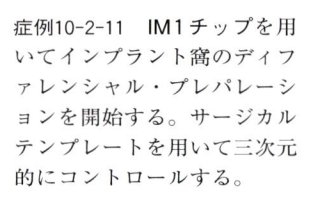

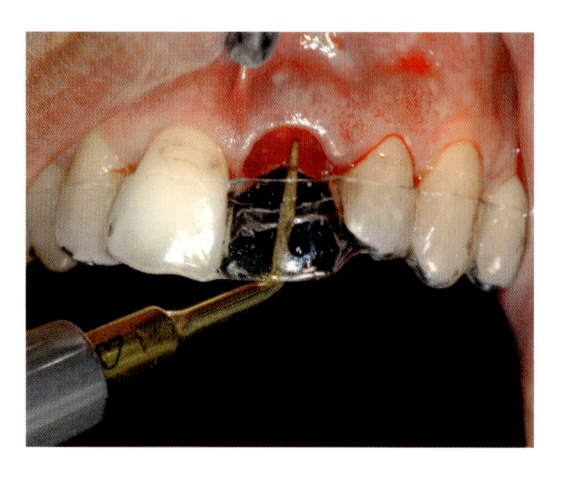

症例10-2-11 IM1チップを用いてインプラント窩のディファレンシャル・プレパレーションを開始する。サージカルテンプレートを用いて三次元的にコントロールする。

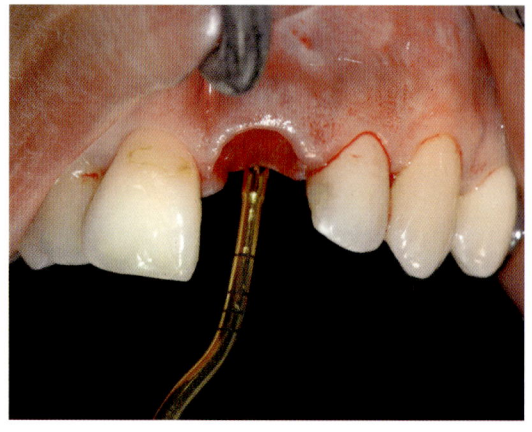

症例10-2-12 IM2チップを用いて本来の歯槽骨と比してわずかに口蓋方向にパイロット骨形成を施行する。

10.2　外科術式

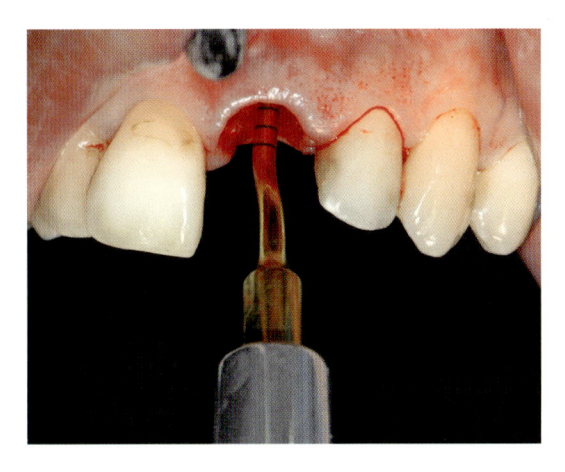

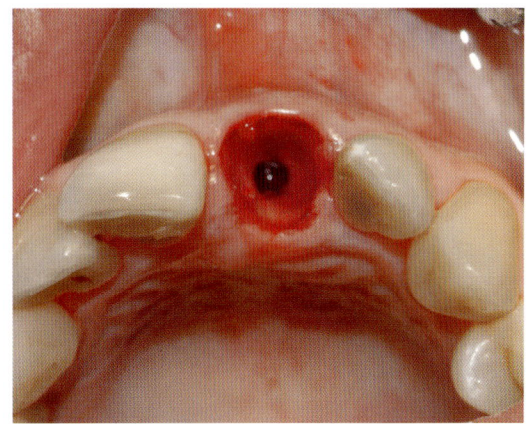

症例10-2-13　IM2チップを鼻腔底の皮質骨に到達するまで使用した。Mectron-Piezosurgery®は微小振動であるため、術中の感度は高かった。

症例10-2-14　最初のパイロット骨形成は唇口蓋方向に正確に行われているが、歯槽骨の根尖と比してわずかに近心に位置している。

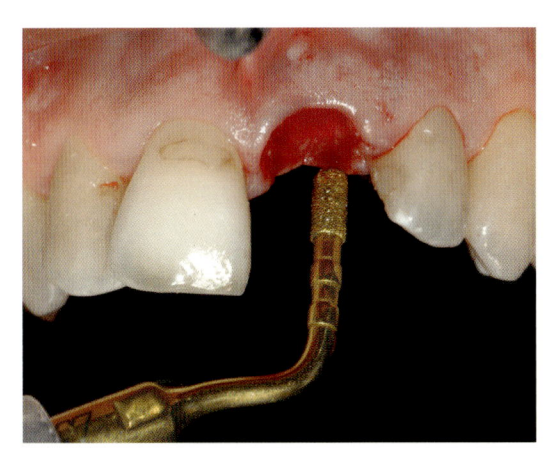

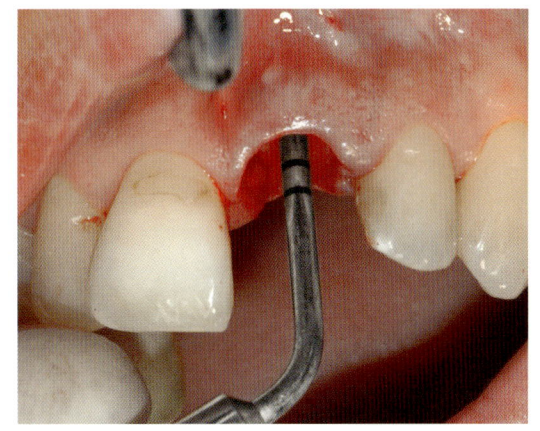

症例10-2-15　ダイヤモンドコートチップOT4を用いてパイロット骨形成部のディファレンシャル・プレパレーションを行い、インプラント窩の最終形成を行った。

症例10-2-16　術中、方向指示棒を用いて形成の軸を評価し、最適な窩洞位置を確認することができる。

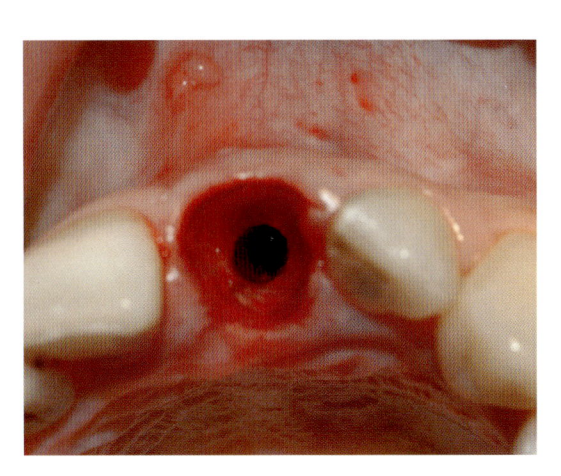

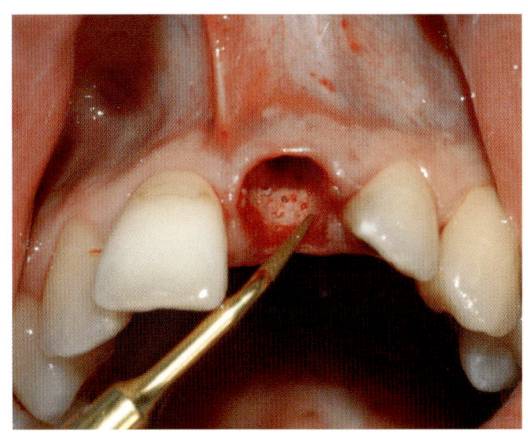

症例10-2-17　IM3チップを用いて歯槽骨内の形成を行った最終面観。

症例10-2-18　筆者が考案した骨刺激テクニックを、OP5チップを用いて実施する。固い骨壁を穿孔し出血させることによって海綿骨領域を刺激し、インプラント周囲の血流を増加させる。

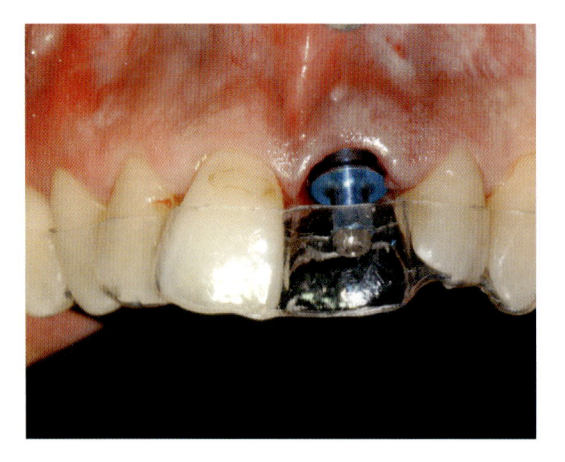

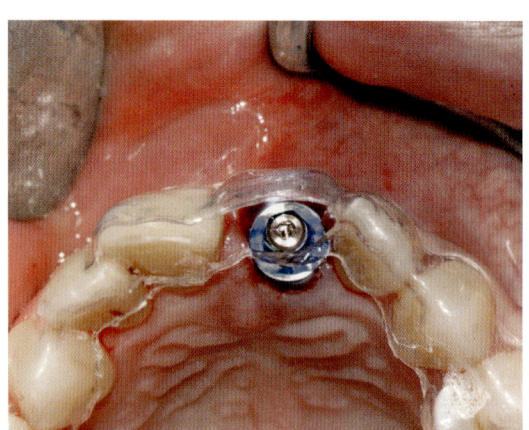

症例10-2-19、20　インプラントのポジションが正確であることを確かめるための三次元的チェック。

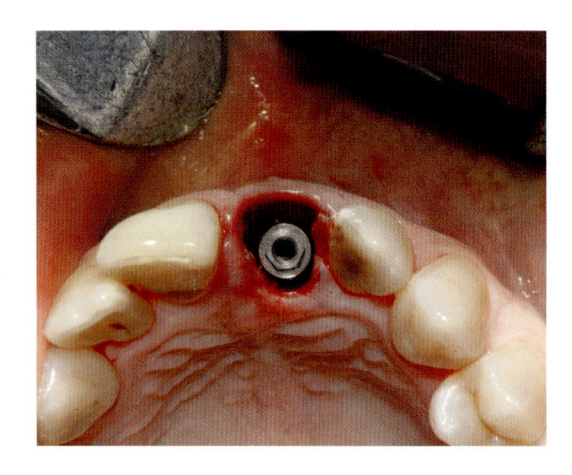

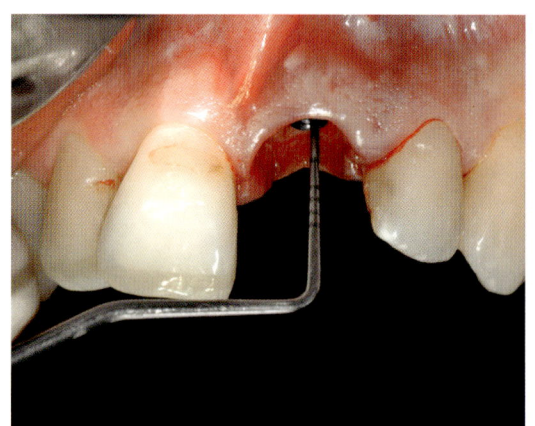

症例10-2-21　骨壁や軟組織に対して正しいインプラントポジション。

症例10-2-22　骨頂および歯肉縁の高さに対するインプラントの深度の測定。

10.2 外科術式

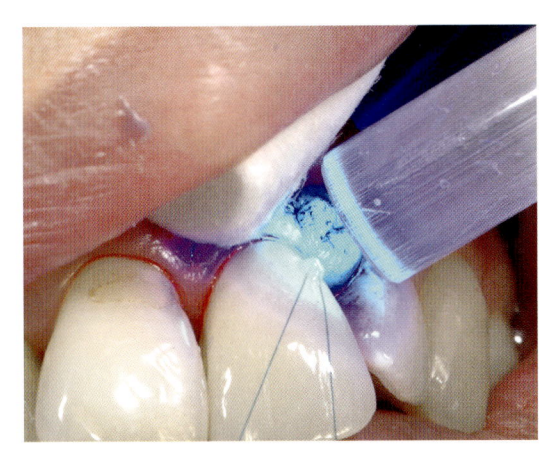

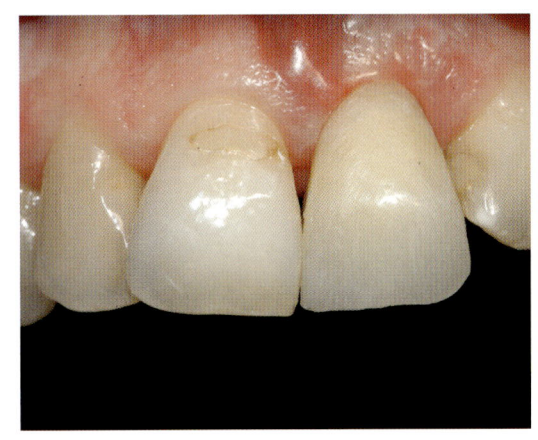

症例10-2-23 プロビジョナルクラウンとHoma Zadehテクニックに従ってコンポジットで固定された縫合部。

症例10-2-24 術後1年後のテンポラリークラウン。

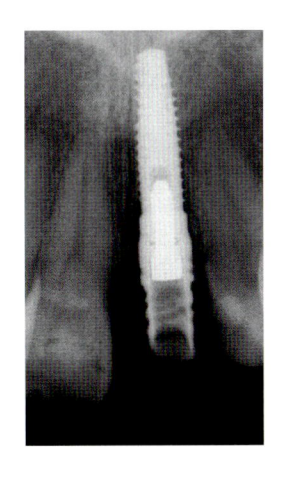

症例10-2-25 インプラント頂部周囲に形成された新生骨の存在に注目。

歯列矯正におけるマイクロサージェリー：新しいコルチコトミーテクニック

成人の場合、骨の石灰化が亢進している性質上、従来の矯正治療による移動は、歯の移動のために必要な骨の再吸収を引き起こす歯周組織間圧を活性化することによって起こっている。残念ながら、臨床的立場からは、歯の移動に要する適切な力を歯それぞれに対してかけることは必ずしも可能ではない。

当然の結果として、歯根膜は過度に圧迫されることになる。この方法では気づかない間に、生理的状況から病的状況へ変化していく。歯周組織内にみられる損傷を診断することは難しい。X線的結果では、根尖の吸収しか認められない。これは、矯正治療を受けている成人患者の90％に認められる[26, 29, 32, 33, 36, 40, 54, 63, 76]。

歯の移動方向に対する骨の抵抗を減少させるため、また治療期間を短縮するため、何名かの研究者は外科手術を用いて歯の移動を簡便化する方法を提案してきた[28]。こうした外科術式により、従来の歯の移動をより早く行えるようになり、X線的に診断できる歯根吸収のリスクも低くなった。

11.1 新しい外科誘導型の歯の移動

このようなテクニックを基に、筆者は矯正専門医のDr. Andrea Podestàとともに、歯周領域へのリスクをさらに減少させる歯の移動の新法を発案した。この新しい方法は、「The Monocortical Tooth Dislocation（以下MTD）とLigament Distraction（以下LD）テクニック」と呼ばれ、歯と皮質骨の移動方向への骨切りと、反対側根面の歯根膜の迅速な伸展を特徴とする[76]。この新しいテクニックはOrthodontic Microsurgery（歯列矯正におけるマイクロサージェリー）と呼ばれ、外科的および生体力学的見地から、精密に施行すれば最小限の侵襲で非常に効果があるという利点を有する。

11.2 外科術式

コルチコトミー

　MTDやLDを行うために用いられる外科術式は、移動方向に歯根周囲の骨表面のコルチコトミーを施行することである。歯列の拡大のために、コルチコトミーによって健全な頬側の皮質骨を切断する。

　患者それぞれに対して正しい外科術式を選択するには、デンタルX線診査での術前分析が必要である。分析により、必要な歯の移動に準じ正確な骨切りの形態を作ることが可能になる。特に隣在歯の近遠心的な厚さと根尖の位置を評価することは重要である[76]。

　このテクニックでは、歯根表面に対する骨の精密な切断が重要である。

外科器具

　このテクニックを施行するために開発したMectron-Piezosurgery®マイクロソーの特性を知ることは、歯根の損傷を避け、歯の移動を速やかに行うためにきわめて重要である。ピエゾサージェリーの経験がある外科医のための特別な種類のチップに属するOT7Sは、解剖学的な要求を満たせるよう0.35mmの刃幅と小さなサイズを特徴とする。主に使用するのは4つの刃を持つOT7Sチップであり、これには3つの刃を持つより小さいものも付属している。

　骨はチップの垂直面を使用して切る。この一般原則は、歯根表面に近接もしくは接触している場合必須になる。歯冠部においては、隣接歯間の骨頂を保存する必要性からコルチコトミーはY字型につなげて完了する。

11.3　歯列矯正におけるマイクロサージェリーでピエゾサージェリーを用いることの臨床的利点

　Monocortical Tooth Dislocation（MTD）とLigament Distraction Technique（LDT）は、成人患者の新しい歯の移動方法であり、歯周組織の損傷を防ぎ、治療期間を平均の2/3に減らす。筆者が発案した歯列矯正におけるマイクロサージェリーの1つであるこの移動方法は、専用のチップを用いたMectron-Piezosurgery®の切削特性をもってのみ可能である。Mectron-Piezosurgery®と従来の器具の概要の比較は不可能である。なぜなら、従来の器具では、歯の移動のベースを獲得することができないからである。

11.3 歯列矯正におけるマイクロサージェリーでピエゾサージェリーを用いることの臨床的利点

A

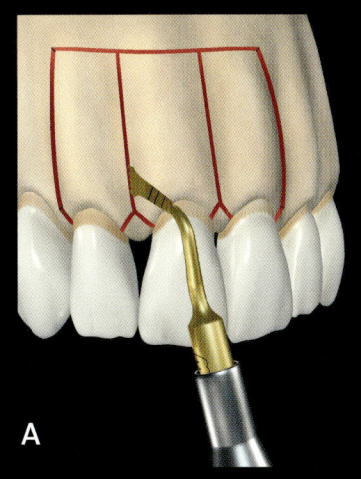

歯列矯正におけるマイクロサージェリー：歯根周囲のコルチコトミーは、計画した歯の移動方向にある骨の表面に施行する。垂直的な骨切りは、隣接歯間の骨の中央に行い、水平的な骨切りは根尖より4〜5mm根尖側に行う。Y字型の骨切りにより隣接歯間の骨を保存することができる。

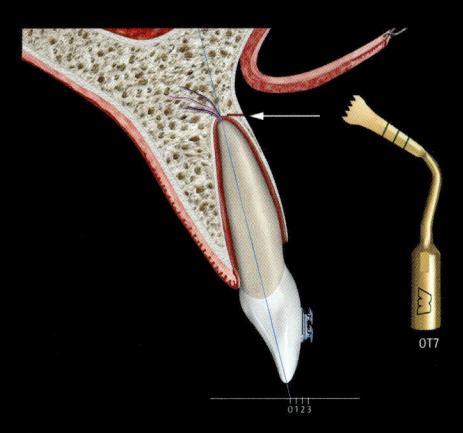

B

OT7チップを使用することで、根尖近傍にも水平骨切りを行うことが可能になる。このようなケースにおいて、骨切りの深さを制限することは重要であり、ここでは皮質骨の厚さ分のみ切断する。

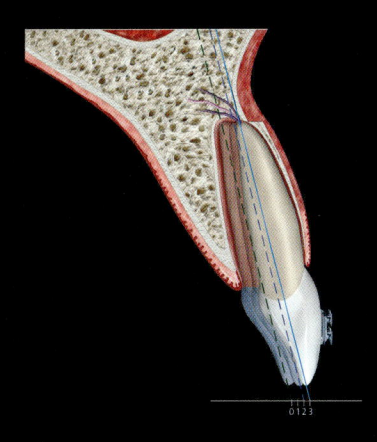

C

各々の歯に生体力学的な力を適用することによって、新しい歯の移動を生み出す。
・移動方向へのモノコルチカルな歯の転位。
・移動方向の反対側への歯根膜の早期の伸展。

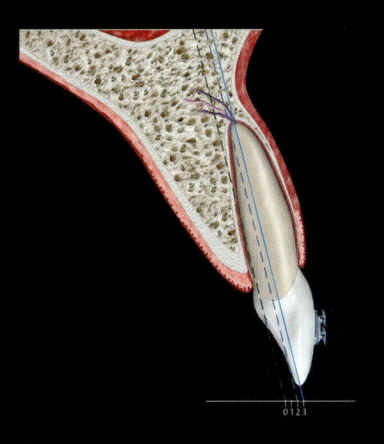

D

移動が完了した後の、骨の治癒過程において頬側の皮質骨の幅は変わらない。骨の治癒はまた、獲得した歯の移動を安定化させ、それによって治療後の保定期間を簡素化することができる。

図A、B、C、DはSonia Locatelliによる。

症例11-1

症例11-1-1　上顎右側は前歯の病的な離開を伴ったⅠ級の咬合関係を呈している。

症例11-1-2　上顎左側は側切歯の欠如と離開を伴った臼歯関係がⅠ級、犬歯関係がⅡ級の咬合関係。

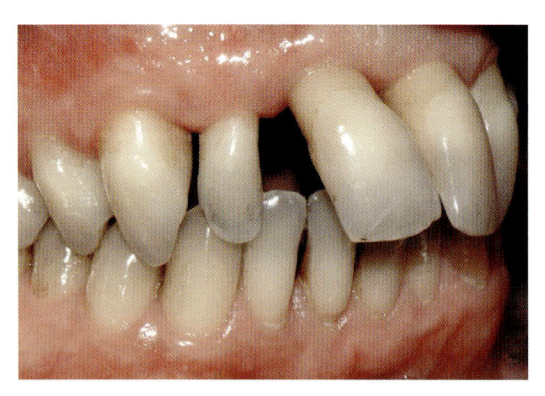

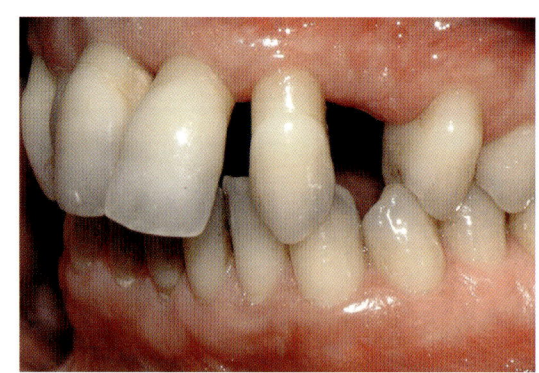

症例11-1-3　矯正開始日：インダイレクトボンディング後。

症例11-1-4　隣接歯間の骨を温存するため、Y字型の垂直骨切りを施行する。

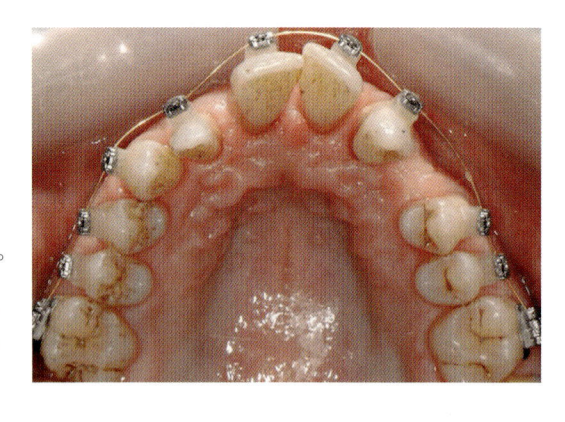

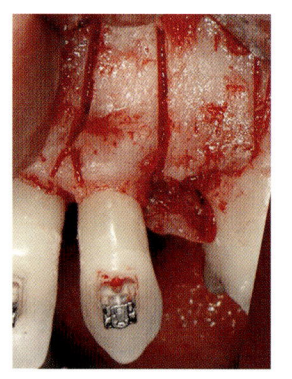

症例11-1-5　欠損部の骨幅はインプラント埋入には不十分な幅である。歯槽堤拡大術のため水平骨切りを行う。

症例11-1-6　OT4チップを使用して、インプラント窩のディファレンシャル・プレパレーションを行う。

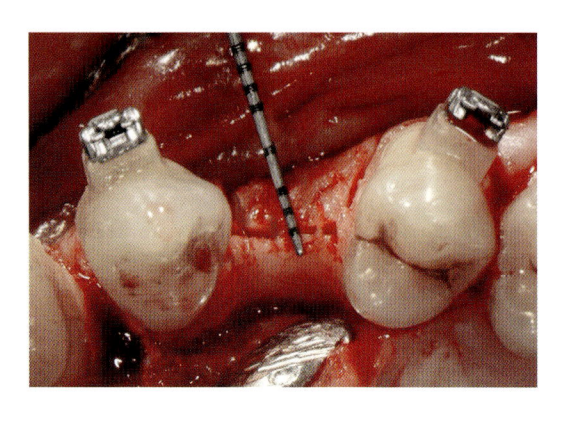

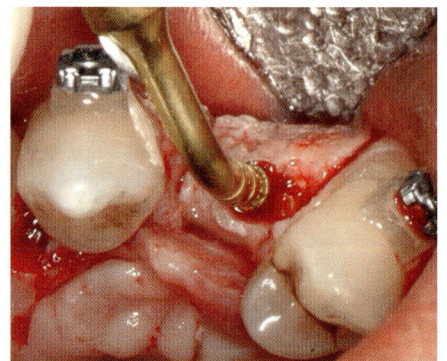

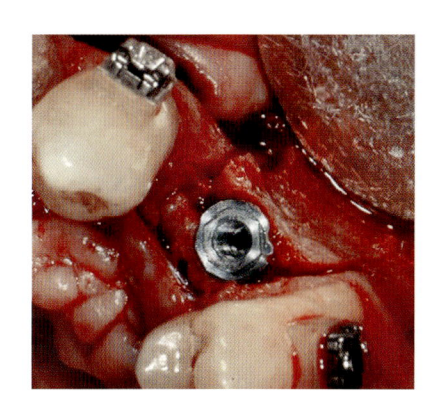

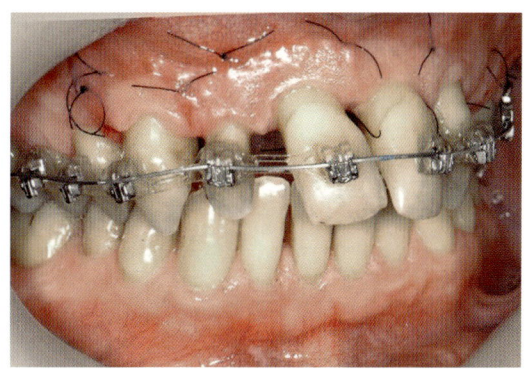

11.3 歯列矯正におけるマイクロサージェリーでピエゾサージェリーを用いることの臨床的利点

症例11-1-7 径4mmのインプラントを拡大した顎堤に埋入する。

症例11-1-8 術後の病的状態は軽度であるという特徴がある；抜糸時の軟組織の状態は良好である。

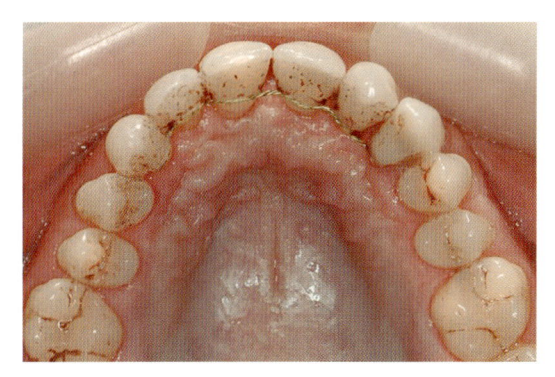

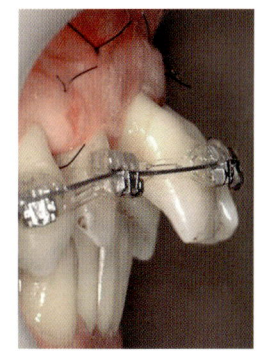

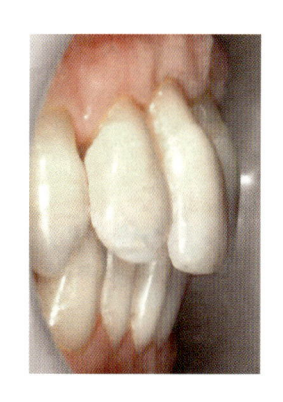

症例11-1-9 矯正開始63日後：治療の完了。上顎左側犬歯相当部のインプラントにプロビジョナルクラウンを装着している。

症例11-1-10 治療前のオーバージェット。

症例11-1-11 最終のオーバージェット。

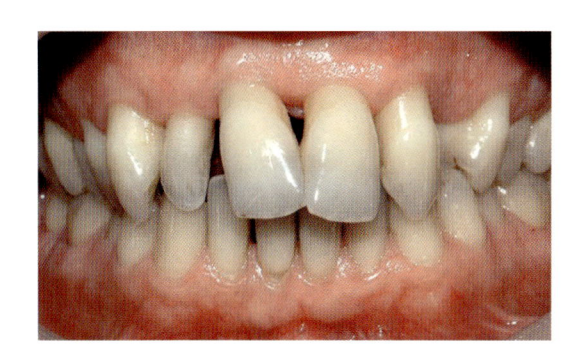

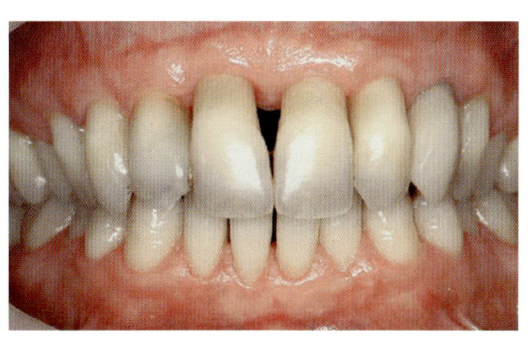

症例11-1-12 治療前の歯列不正。

症例11-1-13 63日後の最終状態。

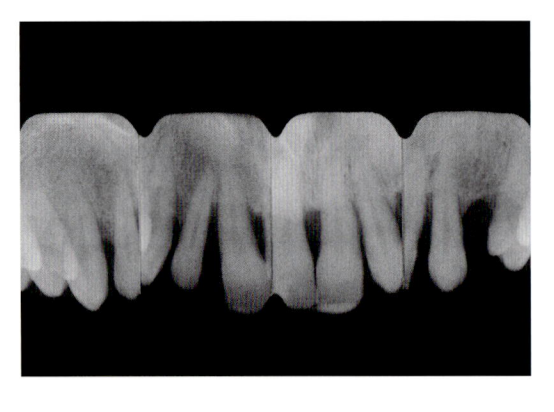

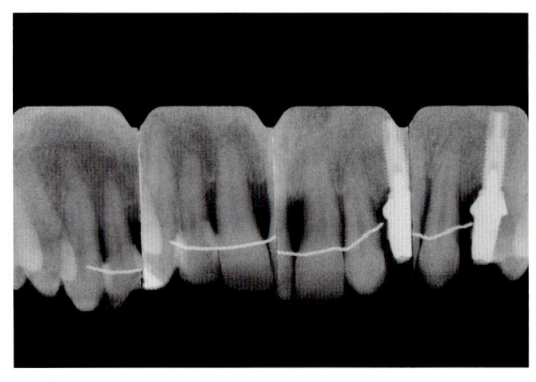

症例11-1-14 MTDLD治療前のX線写真。

症例11-1-15 MTDLD治療後3ヵ月のX線写真。

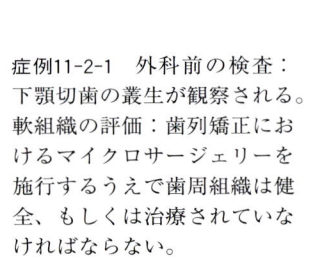

症例11-2

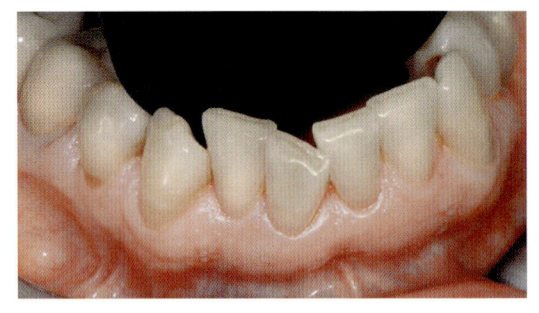

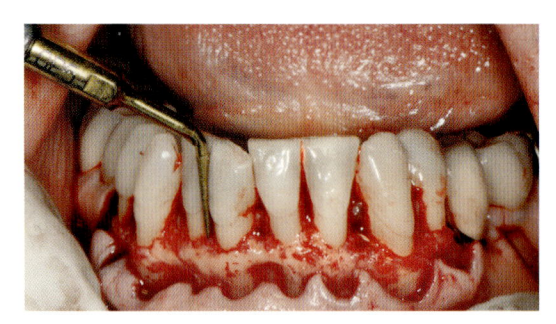

症例11-2-1 外科前の検査：下顎切歯の叢生が観察される。軟組織の評価：歯列矯正におけるマイクロサージェリーを施行するうえで歯周組織は健全、もしくは治療されていなければならない。

症例11-2-2 フラップ翻転後、ダイヤモンドコートのOP5チップを用いて「ROOT」モードに設定して歯根表面を完全にきれいにする。

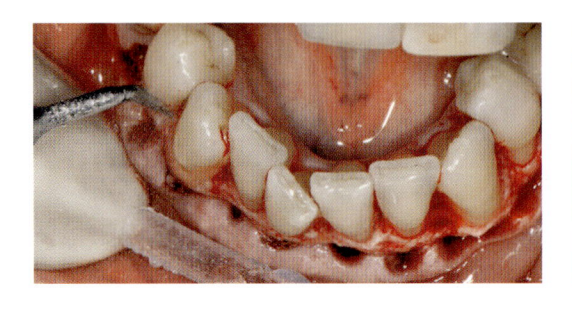

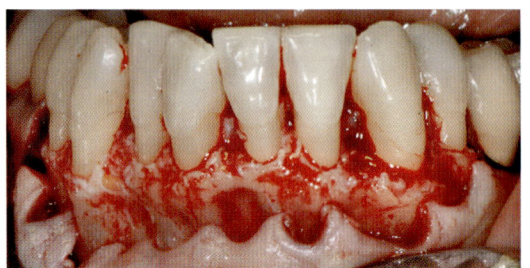

症例11-2-3 表面がスムーズなPP1チップを用いて歯根を滑沢化する。

症例11-2-4 滑沢化した歯根表面の光沢に注目。

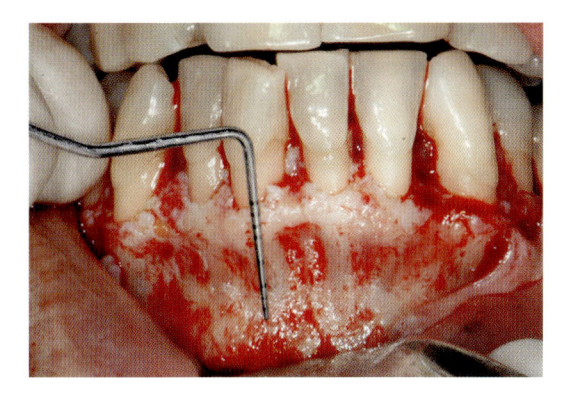

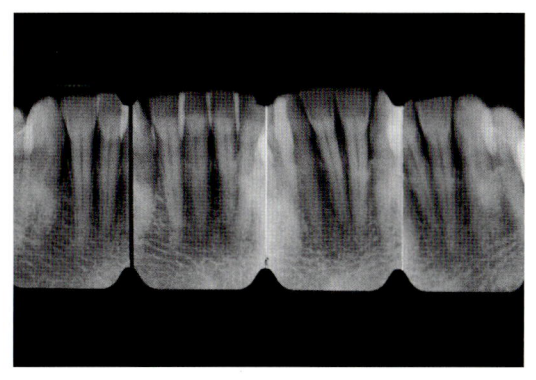

11.3 歯列矯正におけるマイクロサージェリーでピエゾサージェリーを用いることの臨床的利点　125

症例11-2-5　歯周プローブを用いて、X線上の歯根の長さと局所の解剖との関連を調べる。

症例11-2-6　術前診断におけるデンタルX線写真。

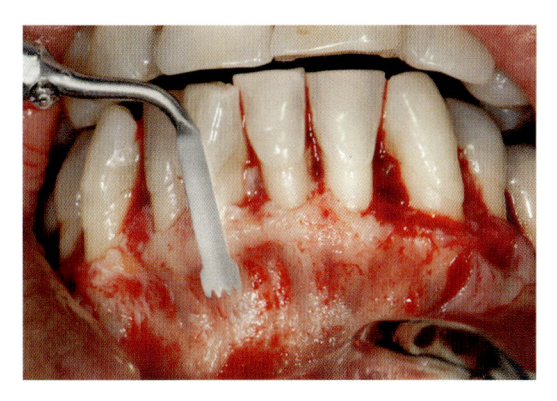

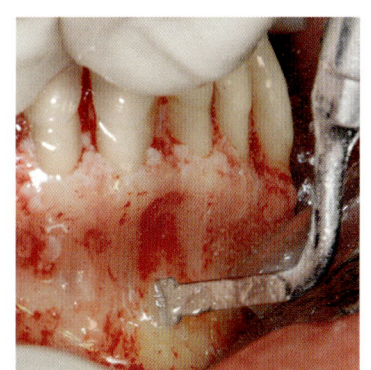

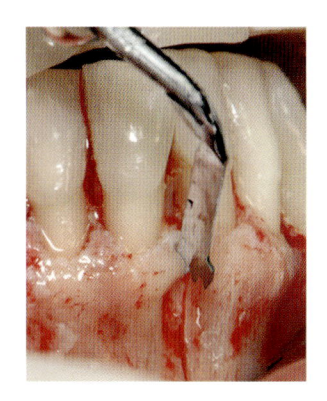

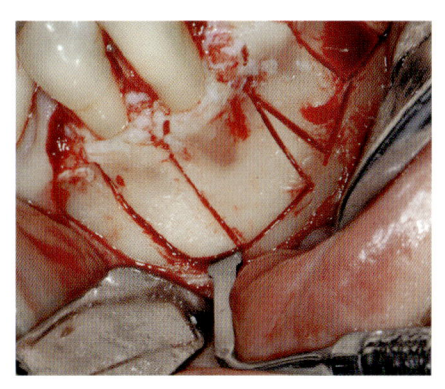

症例11-2-7　小さいサイズのOT7Sチップ：刃先が4つのみであり、わずか0.35mmの厚さである。この器具を用いる際は、「SPECIAL」レベルに設定して使用する。

症例11-2-8　コルチコトミーは歯冠‐根尖方向の垂直骨切りから開始する。

症例11-2-9　隣接歯間頂付近の垂直骨切りは、2本の骨切りを施行するためY字型にする。それによって、隣接歯間頂の骨を保存することができる。器具の正しいポジションに注目する。器具の垂直面で歯根表面に触れることはできるが、決して刃の先端で触れてはならない。

症例11-2-10　水平的コルチコトミーは根尖から4～6mm離して施行する。骨切りの深さは皮質骨の厚さをわずかに超える程度にしなければならない。

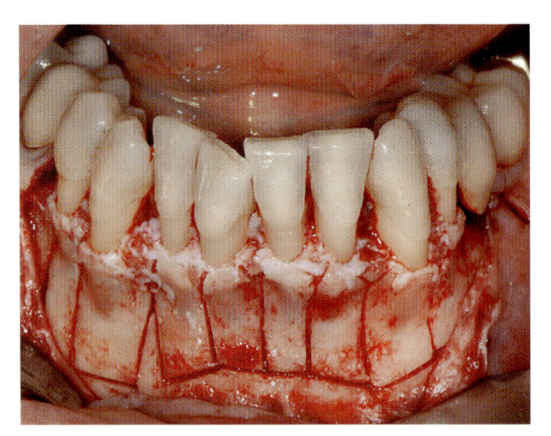

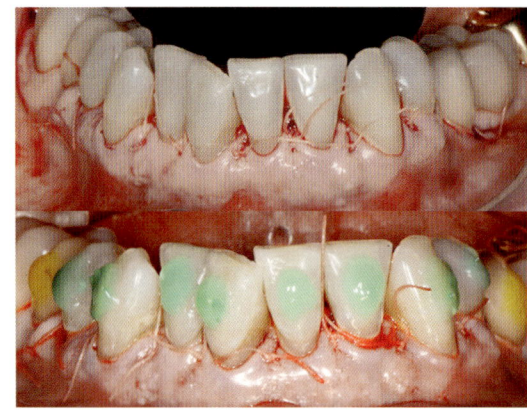

症例11-2-11　コルチコトミー術後：各歯根の皮質骨全体の保存に注目。

症例11-2-12　吸収性の5-0糸で単純縫合。

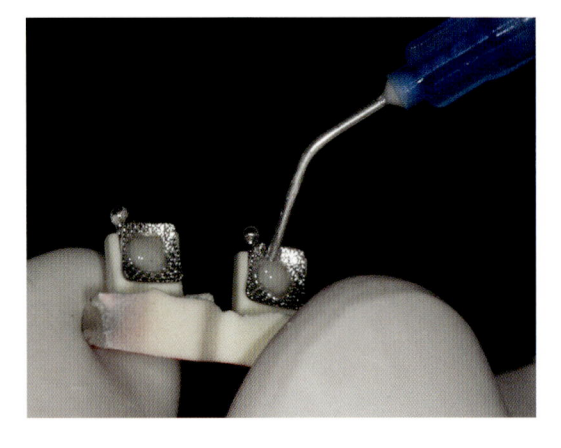

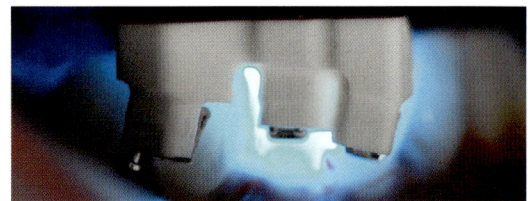

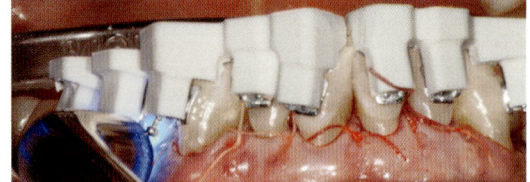

症例11-2-13〜15　手術終了後すぐにインダイレクトボンディングを行う。リン酸でのエナメル質の処理に注目（Dr. Andrea Podestàのご厚意による）。

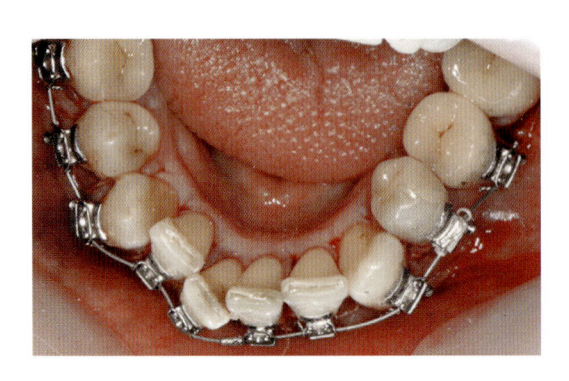

症例11-2-16　術後すぐに生体力学的矯正力を適用した（Dr. Andrea Podestàのご厚意による）。

参考文献

1. American Academy of Periodontology. Glossary of periodontal terms. 4th ed. Chicago, 2001.

2. Aro, Aho K, Kellokumpu-Lehtinen. Ultrasonic device in Bone Cutting. A Histological and Scanning Electron Microscopical Study. Acta Orthop Scand 1981 ; 52 : 5-10.

3. Barone A, Santini S, Marconcini S, Giacomelli L, Gherlone E, Covani U. Osteotomy and membrane elevation during the maxillary sinus augmentation procedure. A comparative study : piezoelectric device vs. conventional rotative instruments. Clin Oral Implants Res. 2008 May ; 19(5) : 511-5.

4. Beziat JL, Vercellotti T, Gleizal A. Qu'est-ce que la Piezosurgery? Intérêt en Chirurgie craniomaxillofaciale. A propos de deux ans d'expérience. (What is Piezosurgery?, Two-years experience in craniomaxillofacial surgery). Revue de Stomatologie et Chir Maxillofaciale, 2007 ; 108 (2) : 101-107.

5. Beziat JL, Béra,JC, Lavandier B, Gleizal A. Ultrasonic osteotomy as a new technique in craniomaxillofacial surgery. International Journal of Maxillo-facial Surgery, 2007 ; 36(6) : 493-500.

6. Boioli LT, Vercellotti T, Tecucianu JF. La chirurgie piézoélectrique : Une alternative aux techniques classiques de chirurgie osseuse. Inf Dent 2004 ; 86(41) : 2887-2893.

7. Boioli LT, Etrillard P, Vercellotti T, Tecucianu JF. Piézochirurgie et aménagement osseux préimplantaire. Greffes par apposition de blocs d'os autogène avec prélèvement ramique. Implant 2005 ; 11(4) : 261-274.

8. Boyne PJ, James RA. Grafting of the maxillary sinus floor with autogenous marroe and bone. J. Oral Surg 1980 ; 38 : 613-616.

9. Cipriano L, Cimmino R, De Paolis G, Guerra F, Pillon A, Caputo M, et al. Piezosurgery mandibular enostosis : case report. G Chir 2007 May ; 28(5) : 222-6.

10. Eggers G, Klein J, Blank J, Hassfeld S. Piezosurgery: an ultrasound device for cutting bone and its use and limitations in maxillofacial surgery. British Journal of Oral Maxillofacial Surgery. 2004; 42(5): 451-3.

11. Friedman N. Periodontal Osseous surgery: Osteoplasty and Ostectomy. J Periodontol. 1995; 26: 257-63.

12. Gargiulo AW, Wentz FM, Orban B, Dimensions and relations of the dentogingival junction in humans. J Periodontol 1961; 32: 261-7.

13. Geha H, Gleizal A, Nimeskern N, Beziat JL. Sensitivity of the Inferior Lip and Chin following Mandibular Bilateral Sagittal Split Osteotomy Using Piezosurgery. Plast. Reconstr. Surg. 2006; 118(7): 1598-1607.

14. Gleizal A, Béra JC, Lavandier B., Béziat JL. Piezoelectric osteotomy: a new technique for bone surgery - advantages in craniofacial surgery. Childs Nerv Syst. 2007; 23(5): 509-513.

15. Gleizal A, Béra JC, Lavandier B., Béziat JL. Craniofacial approach for orbital tumors and ultrasonic bone cutting. J Fr Ophtalmol. 2007 Nov; 30(9): 882-91.

16. González - García A, Diniz-Freitas M, Somoza - Martín M, García - García A. Piezoelectric Bone Surgery Applied in Alveolar Distraction Osteogenesis: A Technical Note. Int J Oral Maxillofac Implants 2007; 22: 1012-1016.

17. Grenga V, M. Bovi. Piezoelectric Surgery for Exposure of Palatally Impacted Canines. Journal of Clinical Orthodontics. 2004; Volume 38(8): 446-448.

18. Gruber RM, Kramer FJ, Merten HA, Schliephake H. Ultrasonic surgery - an alternative way in orthognathic surgery of the mandible. A pilot study. Int. J. of Oral Maxillofacial Surg. 2005; 34: 590-593.

19. Guo ZZ, Liu X, Li Y, Deng YF, Wang Y. The use of Piezosurgery osteotomy in treatment of long-standing maxillary fractures: report of 12 consecutive patients. Shangai Kou Qiang Yi Xue. 2007 Feb; 16(1): 97-9.

20. Happe A. Use of Piezoelectric Surgical Device to Harvest Bone Grafts from the Mandibular Ramus: Report of 40 cases. Int J Periodontics Restorative Dent. 2007; 27(3): 240-249.

21. Horton JE, Tarpley TM Jr, Wood LD. The healing of surgical defects in alveolar bone produced with ultrasonic instrumentation, chisel, and rotary bur. Oral Surg Oral Med Oral Phat - 1975; 39(4): 536-546.

22. Horton JE, Tarpley TM Jr, Jacoway JR. Clinical Applications of Ultrasonic Instrumentation in the Surgical Removal Bone. Oral Surg Oral Med Oral Pathol 1981; 51: 236-242.

23. Kois J. The restorative-periodontal interface: biological parameters. Periodontology 2000. 1996; 11: 29-38.

24. Kotrikova B, Wirtz R, Krempien R, Blank J, Eggers G, Samiotis A, et al. Piezosurgery - a new safe technique in cranial osteplasty, Int J Oral Maxillofacial Surgery. 2006 May ; 35(5) : 461-5.

25. Kramer FJ, Ludwig HC, Materna T, Gruber R, Marten HA, Shliephake H. Piezoelectric osteotomies in craniofacial procedures : a series of 15 pediatric patients. J Neurosurg(1 Suppl Pediatrics) 2006, 104 : 68-71.

26. Kuijpers - Jagtman AM. Treatment - related factors for external root resorption during orthodontic treatment. 10. American Association of Orthodontists - Annual Session, Seattle, 2007.

27. Lambrecht JT. Intraorale Piezo - Chirurgie. Schweiz Monatsschr Zahnmed. 1/2004 ; 114 : 29-36.

28. Norton LA, Burstone CJ. The biophysics of bone remodeling during orthodontics - optimal force considerations. In Raton B. The Biology of Tooth Movement. Fla : CRC Press ; 1989 : 321-334.

29. Mazorow HB. Bone repair after experimental produced defects. J Oral Surg 1960 ; 18 : 107-115.

30. McFall TA, Yamane GM, Burnett GW. Comparison of the cutting effect on bone of an ultrasonic cutting device and rotary burs. J Oral Surg, Anesth & Hosp D Serv 1961 ; 19 : 200-209.

31. McLaughlin RP, Bennett JC, Trevisi H. Meccaniche Ortodontiche : Un Approccio Sistematico (Systemized Orthodontic Treatment Mechanics). Mosby International Ltd., 2001 336.

32. Oppenheim A. Human tissue response to orthodontic intervention of short and long duration. Am J Orthod Oral Surg. 1942 ; 28 : 263-301.

33. Peivandi A, Bugnet R, Debize E, Gleizal A, Dohan DM. Piezoelectric osteotomy : applications in periodontal and implant surgery. Rev Stomatol Chir Maxillofac. 2007 Nov ; 108(5) : 431-440.

34. Pontoriero R, Carnevale G. Surgical Crown Lengthening : A 12-month clinical wound healing study. J Periodontol. 2001 ; 72 : 841-8.

35. Proffit WR, Fields HW Jr, Moray LJ. Malocclusion prevalence and orthodontic treatment need in the U.S.A. estimates from NHANES III survej. Int J Orthodon Orthognat Surgery 1998 ; 13(2) : 97-106.

36. Proffit WR. Contemporary Orthodontics. St Louis, Calif : Mosby - Year Book Inc, 1999 ; 296-325.

37. Quinn RS, Yoshikawa K. A reassessment of force magnitude in orthodontics. Am J Orthod. 1985 ; 88 : 252-260.

38. Reitan K. Clinical and histologic observations on tooth movement during and after orthodontic treatment. Am J Orthod. 1967 ; 53 : 721-745.

39. Ren Y, Maltha JC, Kuijpers-Jagtman AM. Optimum Force Magnitude for Orthodontic Tooth Movement: A Systematic Literature Review. The Angle Orthodontist. Feb. 2002; 73(1): 86-92.

40. Robiony M, Polini F, Costa F, Vercellotti T, Politi M. Piezoelectric Bone Cutting in multipiece maxillary osteotomies. Technical Note. J Oral Maxillofac Surg. 2004; 62: 759-761.

41. Robiony M, Polini F, Costa F, Toro C, Politi M. Ultrasound Piezoelectric Vibrations to Perform Osteotomies in Rhinoplasty. Elsevier Ltd in Journal of Oral and Maxillofacial Surgery. 2007; 65 (5): 1035-1038.

42. Robiony M, Polini F, Costa F, Zerman N, Politi M. Ultrasonic bone cutting for surgically assisted rapid maxillary expansion (SARME) under local anaesthesia. Int J Oral Maxillofac Surg. 2007; 36(3): 267-9.

43. Rosenberg ES, Cho SC, Garber DA. Crown lengthening revisited. Compend Contin Educ Dent. 1999; 20: 527-32.

44. Sakkas N, Otten JE, Gutwald R, Schmelzeisen R. Transposition of the mental nerve by Piezosurgery followed by postoperative neurosensory control: A case report. Br J Oral Maxillofac Surg. 2007 Aug 9; [Epub ahead of print].

45. Schaeren S, Jaquiéry C, Heberer M, Tolnay M, Vercellotti T, Martin I. Assessment of Nerve Damage using a novel ultrasonic device for bone cutting. Journal of Oral and Maxillofacial Surgery 66: 593-596, 2008.

46. Schaller BJ, Gruber R, Merten HA, Kruschat T, Schliephake H, Buchfelder M, et al. Piezoelectric bone surgery: a revolutionary technique for minimally invasive surgery in cranial base and spinal surgery? Neurosurgery. Technical notes. 2005; Operative Neurosurgery 57: suppl. 4.

47. Schlee M. Ultraschallgestutzte Chirurgie-Grundlagen und Moglichkeiten. Zeitschrift fur Zahnärztliche Implantologie (JDI)2005; 21. Jahrgang, Heft 1(2005) Seite 48-59.

48. Sembronio S, Albiero AM, Polini F, Robiony M, Politi M. Intraoral endoscopically assisted treatment of temporomandibular joint ankylosis: Preliminary report. Oral Surg Oral Med Oral Pathol Oral Radiol Endod. 2007 May 10.

49. Siervo S, Ruggli-Milic S, Radici M, Siervo P, Jäger K. Piezoelectric surgery. An alternative method of minimally invasive surgery. Schweiz Monatsschr Zahnmed .2004; 114(4): 365-377.

50. Sivolella S, Berengo M, Scarin M, Mella F, Martinelli F. Autogenous particulate bone collected with a piezo-electric surgical device and bone trap: a microbiological and histomorphometric study. Archives of Oral Biology. 2006; 51(10): 883-891.

51. Sivolella S, Berengo M, Fiorot M, Mazzuchin M. Retrieval of blade implants with Piezosurgery: two clinical cases. Minerva Stomatol. 2007 Jan-Feb; 56(1-2): 53-61.

52. Smukler H, Chaibi M, Periodontal and dental considerations in clinical crown extension : A rational basis for treatment. Int J Periodontics Rest Dent. 1997 ; 17 : 465-77.

53. Storey E, Smith R. Force in orthodontics and its relation to tooth movement. Aust Dent J. 1952 ; 56 : 11-18.

54. Stubinger S, Robertson A, Zimmerer SK, Leiggener C, Sader R, Kunz C. Piezoelectric Harvesting of an Autogenous Bone Graft from the Zygomaticomaxillary Region : Case Report. Int J Periodontics Restorative Dent. 2006 ; 26(5) : 453-457.

55. Stubinger S., Goethe J.W. Bone Healing After Piezosurgery and its Influence on Clinical Applications. Journal of Oral and Maxillofacial Surgery, Volume 65, Issue 9, Pages 39. e7-39. e 8.

56. Stübinger S, Landes C, Seitz O, Zeilhofer HF, Sader R. Ultrasonic Bone Cutting in oral Surgery : a Review of 60 cases [Article in German]. Ultraschall Med. 2008 Feb ; 29(1) : 66-71.

57. Tatum OH. Maxillary sinus grafting for endosseous implants. Lectur, Alabama Implant Study Group, Annual Meeting. Birmingham AL, 1997.

58. Tordjman S, Boioli LT, Fayd N. Apport de la Piézochirurgie dans la surélévation du plan-cher sinusien. Dèpartement de Parodontologie de l'UFR de Stomatologie et Chirurgie Maxillo - Faciale. Universitè de Paris VI - Paris. Revue Implantologie - novembre 2006 : 17-25.

59. Torella F, Pitarch J, Cabanes G, Anitua E. Ultrasonic Osteotomy for the Surgical Approach of the Maxillary Sinus : A technical note. Int J Oral Maxillofac Implants 1998 ; 13 : 697-700.

60. Troiani C, Russo C, Ballarani G, Vercellotti T. Piezoelectric Surgery : A new reality to cut and manage bone. Maxillo Odontostomatologia - International Journal of Maxillo Odontostomatology - S.I.M.O. 2005 ; 4(1) : 23-28.

61. Valencia ME, Hernandez RM, Solange BV, Jaramillo KJ. Osteotomias Piezoeléctricas en Cirugía Ortognatica. Revista de la Facultad de Odontologia. Universidad de Valparaiso. 2004 ; 3 : 693-695.

62. Verna CA, in Biomechanics in Orthodontics B. Melsen, G. Fiorelli software. See on www.libra-ortho.it.

63. Vercellotti T. Piezoelectric Surgery in Implantology : A Case Report - A New Piezoelectric Ridge Expansion Technique. Int J Periodontics Restorative Dent 2000 ; 20(4) : 359-365.

64. Vercellotti T, Russo C, Gianotti S. A New Piezoelectric Ridge Expansion Technique in the Lower Arch - A Case Report (online article). World Dentistry 2000 ; http://www.worlddent.com/2001/05/articles/vercellotit.xml.

65. Vercellotti T, De Paoli S, Nevins M. The Piezoelectric Bony Window Osteotomy and Sinus Membrane Elevation : Introduction of a New Technique for Simplification of the Sinus Augmentation Procedure. Int J Periodontics Restorative Dent 2001 ; 21(6) : 561-567.

66. Vercellotti T, Crovace A, Palermo A, Molfetta A. The Piezoelectric Osteotomy in Orthopedics : Clinical and Histological Evaluations (Pilot Study in Animals). Mediterranean Journal of Surg Med 2001 ; 9 : 89-95.

67. Vercellotti T, Obermair G. Introduction to Piezosurgery®. Dentale Implantologie & Parodontologie. 2003 ; 7 : 270-274.

68. Vercellotti T. La Chirurgia Ossea Piezoelettrica. Il Dentista Moderno. 2003 ; 5 : 21-55.

69. Vercellotti T. Technological characteristics and clinical indications of piezoelectric bone surgery. Minerva Stomatol. 2004 ; 53(5) : 207-14.

70. Vercellotti T. Caracteristicas tecnològicas e indicaciones clinicas de la cirugìa òsea piezoeléctrica. Revista Mundo Dental. 2005 ; 26-28.

71. Vercellotti T, Obermair G. Introduzione alla Chirurgia Piezoelettrica®. Implantologia Dentale. 2005 ; 2(2) : 78-82.

72. Vercellotti T. La Chirurgia piezoelettrica. Tecniche di rialzo del Seno Mascellare. In Testori T, Weinstein R, Wallace S. La Chirurgia del Seno Mascellare e le alternative terapeutiche. Gorizia : Edizioni Acme 2005 ; 14 : 245-255.

73. Vercellotti T, Nevins ML, Kim DM, Nevins M, Wada K, Schenk RK, et al. Osseous Response following Resective Therapy with a Piezosurgery®. Int J Periodontics Restorative Dent. 2005 ; 25 (6) : 543-549.

74. Vercellotti T, Pollack AS. The New Bone Surgery Device : Sinus Grafting and Periodontal Surgery. Compend Contin Educ Dent. 2006 May ; 27(5) : 319-25.

75. Vercellotti T, Nevins M, Jensen Ole T. Piezoelectric Bone Surgery for Sinus Bone Grafting. In Jensen Ole T. The Sinus Bone Graft. Quintessence, 2006 ; 23 : 273-279.

76. Vercellotti T, Podesta A. Orthodontic Microsurgery : A New Surgically Guided Technique for Dental Movement. Int J Periodontics Restorative Dent. 2007 ; 27 : 325-331.

77. Vercellotti T, Majzoub Z, Trisi P, Valente ML, Sabbini E, Cordioli G. Histologic Evaluation of Bone Response to Piezoelectric, Surgical Saw and Drill Osteotomies in the Rabbit Calvaria. The International Journal of Oral & Maxillofacial Implants(submitted).

78. Vercellotti T. The Piezoelectric Bone Surgery : New Paradigme. Quintessence Publisher.

79. Wallace SS, Froum SJ. Effect of maxillary sinus augmentation on the survival of endosseous dental implants. A systematic review. Ann Periodontol 2003 ; 8 : 328-343.

80. Wallace SS, Mazor Z, Froum SJ, Sang - Choon Cho, Tarnow DP. Schneiderian Membrane Perforation Rate During Sinus Elevation Using Piezosurgery : Clinical Results of 100 Consecutive Cases. Int J Periodontics Restorative Dent. 2007 Sept/Oct ; 27(5).

81. Wilko WM, Wilko MT. Wilkodontics® Orthodontic System and the Accellerated Osteogenic Orthodontics™ Procedure Rapid Tooth Movement With Decortication and Alveolar Augmentation. J Period & Restorative Dentistry 2001 ; 21 : 9-19.

Additional Literature

Bovi M. Mobilization of the Inferior Alveolar Nerve with simultaneous implant insertion : A New Technique. A Case Report. Int J Periodontics Restorative Dent 2005 ; 25(4) : 375-383.

Blakenburg JJ, Both CJ, Borstlap WA, van Damme PA. Sound levels of the Piezosurgery. Risk of permanent damage to hearing. Ned Tijdschr Tandheelkd. 2007 Nov ; 114(11) : 451-4.

Bücking W. Empirisch in der Praxis bewahrt. Die schonende Explantation. Quintessenz. 2005 ; 56 (4) : 335-341.

Chiriac G, Herten M, Schwarz F, Rothamel D, Becker J. Autogenous bone chips : influence of a new piezoelectric device (Piezosurgery®) on chips morphology, cell viability and differentiation. Journal of Clinical Periodontology 2005 ; 32 : 994-999.

Cortese G. Struttura implantare a nido d'ape per riabilitare selle atrofiche edentule posteriori. Un approccio chirurgico piezoelettrico. Teamwork. anno VI, 4/2004, 304-309.

D.J. Hoigne, S. Stübinger, O. Von Kaenel, S. Shamdasani, P. Hasenboehler. Piezoelectric osteotomy in hand surgery : first experiences with a new technique. BMC Musculoskeletal Disorders 2006 ; 7 : 36.

Enislidis G, Wittwer G, Ewers RDF. Preliminary Report on a Staged Ridge Slitting Technique for Implant Placement in the Mandible : A Technical note. Int J Oral Maxillofac Implants, 2006 ; 21 : 445-449.

Gleizal A, Li Shuli, Pialat JB, Béziat JL. Transcriptional expression of calvarial bone after treatment with low - intensity ultrasound : An in vitro study. Ultrasound in Medicine & Biology 2006 ; 32(10) : 1569-1574.

Maurer P, Kriwalsky MS, Block Veras R, Brandt J, Heiss C. Light microscopic examination of rabbit skulls following conventional and Piezosurgery osteotomy. Biomed Tech (Berl). 2007 ; 52 (5) : 351-5.

Preti G, Martinasso G, Peirone B, Navone R, Manzella C, Muzio G, et al. Cytokines and Growth Factors Involved in the Osseointegration of Oral Titanium Implants Positioned using Piezoelectric Bone Surgery Versus a Drill Technique : A Pilot Study in Minipigs. Journal of Periodontology, 2007 ; 78(4) : 716-722.

Robiony M, Toro C, Costa F, Sempronio S, Polini F, Politi T, Costa F. Piezosurgery : a new method for osteotomies in rhinoplasty. J Craniofacial Surgery. 2007 Sep ; 18(5) : 1098-100.

Robiony M, Polini F, Costa F, Sempronio S, Zerman N, Politi M. Endoscopically - Assisted Intraoral Vertical Ramus Osteotomy and Piezoelectric Surgery in Mandibular Prognathism. Int. J. Oral Maxillofac. Surg 2007 Oct ; 65(10) : 2119-24.

Salami A, Vercellotti T, Mora R, Dellepiane M. Piezoelectric Bone Surgery in otologic surgery. Otolaryngology - Head and Neck Surgery, 2007 ; 136 : 484-485.

Salami A, Mora R, Dellepiane M Piezosurgery in the excision of middle - ear tumors : Effects on mineralized and non - mineralized tissues. Med Sci Monit. 2007 Dec ; 13(12) : PI25-29.

Salami A, Mora R, Dellepiane M. Piezosurgery in the exeresis of glomus tympanicum tumours. Eur Arch Othorinolaryngol. 2008 Jan 4 [Epub ahead of print].

Salami A, Dellepiane M, Mora F, Crippa B, Mora R. Piezosurgery® in the cochleostomy through multiple middle ear approaches. Int J Pediatr Otorhinolaryngol. 2008 May ; 72(5) : 653-7.

Salami A, Dellepiane M, Mora R. A novel approach to facial nerve decompression : use of Piezosurgery®. Acta Otolaryngol. 2008 May ; 128(5) : 530-3.

Tordjman S, Boioli LT, Fayd N. Apport de la Piézochirurgie dans la surélévation du plancher sinusien. Departement de Parodontologie de l'UFR de Stomatologie et Chirurgie Maxillo - Faciale. Université de Paris VI. Paris. Revue Implantologie. novembre 2006 : 17-25.

Vercellotti T, Dellepiane M, Mora R, Salami A. Piezoelectric Bone Surgery in otosclerosis. Acta Otolaryngol. 2007 Sep ; 127(9) : 932-7.

Accepted for publication

Robiony M, Polini F, Costa F, Sempronio S, Zerman N, Politi M. Endoscopically - Assisted Intraoral Vertical Ramus Osteotomy and Piezoelectric Surgery in Mandibular Prognathism. Elsevier Ltd in Int. J. Oral maxillofac. Surg.

訳者プロフィール

監訳者

●立川敬子（Noriko Tachikawa）
　東京医科歯科大学歯学部附属病院回復系診療科インプラント外来　講師

略歴
1985年　東京医科歯科大学歯学部卒業
1985年　東京医科歯科大学歯学部第二口腔外科学教室入局
1990年　東京医科歯科大学大学院歯学研究科（口腔外科学）博士課程修了
1991年　東京医科歯科大学歯学部第二口腔外科学教室・助手
1997年　東京医科歯科大学歯学部附属病院回復系診療科インプラント外来・講師

●春日井昇平（Shohei Kasugai）
　東京医科歯科大学大学院医歯学総合研究科インプラント・口腔再生医学分野　教授

略歴
1979年　東京医科歯科大学歯学部卒業
1983年　東京医科歯科大学大学院歯学研究科博士課程修了
1989年　トロント大学 MRC Group in Periodontal Physiology・ポストドクター
1995年　東京医科歯科大学歯学部歯科薬理・助教授
2000年　東京医科歯科大学大学院医歯学総合研究科摂食機能制御学・教授
2001年　東京医科歯科大学歯学部附属病院回復系診療科インプラント外来・科長（併任）
2004年　東京医科歯科大学大学院医歯学総合研究科インプラント・口腔再生医学分野・教授

翻訳者

●宗像源博（Motohiro Munakata）
　東京医科歯科大学歯学部附属病院回復系診療科インプラント外来　非常勤講師

●清水勇気（Yuki Shimizu）
　東京医科歯科大学歯学部附属病院回復系診療科インプラント外来　医員

ピエゾサージェリーのすべて　歯科治療に生かす臨床ポイント

2009年10月10日　第1版第1刷発行

著　者	Tomaso Vercellotti（トマソ　ベルセロッティ）
監訳者	立川敬子（たちかわのりこ）／春日井昇平（かすがいしょうへい）
発行人	佐々木一高
発行所	クインテッセンス出版株式会社 東京都文京区本郷3丁目2番6号　〒113-0033 クイントハウスビル　電話　（03）5842-2270（代表） 　　　　　　　　　　　　（03）5842-2272（営業部） 　　　　　　　　　　　　（03）5842-2276（編集部） web page address　　http://www.quint-j.co.jp/
印刷・製本	大日本印刷株式会社

Ⓒ2009　クインテッセンス出版株式会社　　　　禁無断転載・複写
Printed in Japan　　　　　　　　　　　　落丁本・乱丁本はお取り替えします
　　　　　　　　　　　　　　　　　　　　ISBN978-4-7812-0099-6 C3047
定価は表紙に表示してあります